いつでも100％の力を発揮できる心の整え方

The Power of the Mind
How to Always Give 100percent

スポーツメンタルコーチ　東 篤志

青春出版社

はじめに

社運をかけた重要なプレゼン、第一志望の会社の最終面接、絶対に負けたくない試合……。人生では、「ここ一番の勝負どころ」が何回もあります。

大事な場面で最高のパフォーマンスができるように、寝る間を惜しんで準備をしたり、厳しい練習に耐えたりした経験が、あなたにもあるかもしれません。

ここまで頑張ってきたからこそ失敗したくない……。そう強く思っていても、時間を費やして練習をくりかえしていても、本番でうまくいかないことや100%の力を出し切れないことは、残念ながらよくあります。

大事な場面で力を出し切り、質の高いパフォーマンスをするために大切なものは何でしょうか。

テクニックやスキル、それまでの経験、努力、練習量……そう答える方が多いかもしれません。

実は、**パフォーマンスの質を高めるために大切なのは、「心の状態」です。**

もちろん、テクニックやスキルもとても重要です。それらがなければ、そもそも本番で実力を発揮したいにも、発揮できる「実力」がないことになりますし、自信も湧いてきません。

しかし、**「本番」という大事な場面においては、テクニックやスキル、それまでの経験以上に、心の状態が大きな役割を果たすのです。**

私はスポーツメンタルコーチ（アスリートの心理面のサポートをするコーチ）として、これまで多くのアスリートたちをサポートしてきました。

「どれだけ一生懸命練習しても、なぜか大事な場面で力が出せない」「練習ではうまくいくのに、結果につながらない」「今までは勝てていたのに、なぜか急に勝てなくなった」……このような選手の多くが、テクニックやスキルを高めることに熱心なあまり、自《みずか》らの心の状態に関心を払っていませんでした。

ところが、彼らも心を整えることの大切さを知り、そのための行動を始めると、徐々に本番でのパフォーマンスがよくなり、いい結果が出せるようになっていったのです。

心の整え方を知ると「リラックスしながらも最高に集中できる」というよい状態で、試合などの本番に臨めるようになります。

リラックスし、それと同時に高いレベルで集中もしているので、多少のミスをしてもさっと気持ちを切り替えられるようになり、それにつれて生き生きと、自然体で本番を楽しめるようになります。その結果、動きが俄然《がぜん》よくなり、パフォーマンスの質が劇的に高まるのです。

私がメンタル面をサポートしている選手のなかには、2020年東京オリンピックの日本代表に内定したスポーツクライミングの楢崎智亜《ならさきともあ》選手と野口啓代《のぐちあきよ》選手もいます。

トップレベルの彼らもかつては、本番でミスをすると、焦りや不安や怒りで心が揺さぶられて、その後のパフォーマンスに影響を及ぼすこともあったようです。

けれど、スキルを磨くと同時に心を整えることにも力を注ぎ、その方法を習得してからは、試合でたとえ失敗しても平常心を保てるようになり、どんな課題にも安定的に取り組めるようになっていきました。

世界トップレベルの技術と実力を備えたアスリートといえども、心の状態を整えることなくして、オリンピックの日本代表のチケットを手に入れることはできなかったと言えるかもしれません。

本書では、これまで私が、**メンタルコーチングのなかでアスリートたちに伝えてきた「心を整え、どんなときでも質の高いパフォーマンスをするための方法」を一冊にまとめました。**

「心を整える」と一言で言っても、そのやり方は多様です。本書では、これまで数多くのアスリートと取り組んできて**「効果が高かった方法」「取り組んだ本人に大きな変化が出た方法」を、厳選して紹介します。**

これらの方法は、スポーツの世界にかぎらず、ビジネスシーンや教育の現場などでも応用できますし、また、面接試験などを控えた人たちにとっても、きわめて有効なメソッドとなるはずです。

のちほど詳しくお話ししますが、心を整えるには「自分のことを深く知ること」が欠かせません。

心の整え方を知り、自分を深く知ることができるようになると、本番はもちろん、本番以外の日々の仕事や練習などのパフォーマンスの質も上がります。さらに、自分の生き方や人生そのものも変わっていくのです。目先の出来事に追われるだけでなく、本質的に大切なことを見抜けるようになり、それにともなって、自分の考え方や日々の行動がみるみる変わっていくからです。

心を整えることには、自分の人生を前向きに変えていく大きな力も秘められていると言えます。

本書を手に取ってくださった方が、自分自身についてより深く知り、過去や他人にとらわれず、今の自分を自分らしく表現されることを願っております。そして、ご自身の人生の可能性を広げるための一助としてこの本が役立てば、著者としてこれ以上の幸甚はありません。

スポーツメンタルコーチ　東篤志

いつでも100%の力を発揮できる 心の整え方 目次

第2章 いつでも最高の力を発揮できる！ 心を整える13のルール

第3章
「自分会議」で、もっと本番に強くなる

第4章
人生も大きく変える「自分会議」の力

編集協力…横田緑
本文デザイン…黒田志麻
本文イラスト…池田須香子
本文ＤＴＰ…キャップス

第1章

心を整えられる人が、いちばん強い

自分の能力を最大限生かすカギは、心にあった

スポーツの試合に出場する、大学受験のテストに臨む、就職試験の面接を受ける、プレゼンや会議で発表をする、苦手な上司に大切な話を聞いてもらう……。

ここ一番で、質の高いパフォーマンスをしなければならない場面は数多くあります。ところが、いざ「そのとき」になると、うまく頭がまわらなかったり、なぜか思い通りに体が動かなかったり……。結果として、実力の半分の力も出せなかったという方は少なくありません。

日々のつらい練習に耐えても、連日残業をして準備をしても、肝心の本番で結果を残せないとしたら、これほど無念なことはありません。

その一方で、本番で高い集中力を発揮し、ここぞというときにふだん以上のパフォーマンスができる人もいます。オリンピックという大舞台で自己最高記録を更新するアスリートなどが、よい例でしょう。

本番で結果が出せる人、出せない人。その違いは、どこにあるのでしょうか。

もちろん、日々の準備や練習、これまでに培ってきたスキルなども大切ですが、**実は、最も重要なのは「心の状態」なのです。**

ここ一番というときに、思い通りの結果を出せるかどうかは、心の整え方にかかっています。言い換えれば、**心を整えるための方法を知りさえすれば、誰でも本番で「もてる力を100%出し切れる」のです。**

肝心なのは、心の状態。私はそのことを、メンタル面でサポートをしているスポーツクライミングの楢﨑智亜選手の試合を通して、強く感じることができました。

心の整え方を知り、五輪内定を勝ち取った楢﨑選手

本番で力を発揮するうえで、心がいかに大きな役割を果たしているか、それを知っていただくために、２０２０年東京オリンピックのスポーツクライミング日本代表選手に内定した楢﨑智亜選手の事例をご紹介します。

楢﨑選手とおこなっているメンタルコーチングのセッションは、1回につき1時間から1時間半ほどです。

セッションでは、選手がメンタルコーチである私のサポートのもと、自分が大事にしていること、試合で目指していること、あるいは、人生レベルでこの先、何を実現したいか、などといったことに気づくために、潜在意識まで深く考えを掘り下げ、自

分と向き合っていきます。

潜在意識は自分では意識できない無意識の領域です。そこにアクセスすることで、これからの未来に向けたエネルギーを生み出すこともできます。自分と深く向き合うことにより、心は整えられ、本番でも集中力を最大限、高めることができるのです。


楢崎選手については、私は最初、全身のバランスを整えたり、疲労を取り除いたりといった体のサポートをしていました。ところが、体調は万全で、体もよく動いているはずなのに、いざ本番となると、いいパフォーマンスができないことが、ときとしてあったのです。

その原因が、「心の状態」にあることは楢崎選手本人も気づいていました。

そこで、私は2017年4月から体だけでなく、メンタル面でのサポートもおこなうようになったのです。2019年からはメンタルサポートに専念するようになりました。


楢崎選手といえば、10代の頃からダイナミックかつ、しなやかな独特の動きによってすでに世界各国のクライマーたちの注目を集めていました。その彼が2016年、20歳のときにスポーツクライミングの最高峰、世界選手権（パリ大会）のボルダリング種目で日本人男子初の優勝という快挙を成し遂げたのです。さらに、その年、日本人男子で初のボルダリング・ワールドカップ年間総合優勝にも輝きました。

ちなみに、ボルダリングとは、スポーツクライミングの種目の1つで、高さ約5メートルの壁に取りつけられたいろいろな形状の「ホールド」と呼ばれる突起物を手や足でつかんで、壁を登っていく競技です。一番上にあり、ゴール地点となる「トップ」と呼ばれるホールドを両手でつかむことで、その壁をクリアしたことになります。登るコース（課題）がいくつもあり、いくつのコースをクリアできたか、何回の挑戦で登り切ったかを競います。

ボルダリングで一躍世界の王者に躍り出た若きヒーローが、熱い視線を集めたことは言うまでもありません。ところが、翌2017年1月のボルダリング・ジャパンカップでは準決勝で敗退し、4月のボルダリング・ワールドカップ開幕戦でも予選敗退という残念な結果に終わってしまいました。

その後、2018年4月のワールドカップのモスクワ大会では優勝するなどの活躍を見せますが、同年の世界選手権では準決勝で敗退します。

２０１６年に世界王者になったあとの楢﨑選手は、目標や目的を明確にできず、大会へのモチベーションにバラつきが出て、好・不調の波がありました。負けたらやる気になり、勝ったら少し気を抜いてしまうというサイクルで、自分が本当に強いのか、弱いのか、わからなくなった時期でもあったようです。また、好調なときも優勝のチャンスが十分あるのに、あと一歩のところで逃すこともありました。

そのため、私とのメンタルセッションを通して、彼は自分自身に問いかけつづけることになります。自分が本当に大切に思っているのは何なのか、自分は何を目指しているのか……。そうするなかで、ただ勝つことにこだわっているだけではうまくいかないことに気づきはじめ、「まだまだ強くなって自分の強さを証明したい」と思うようになります。

こうして徐々に、楢﨑選手は自分の本音と向き合い、自分をモチベートできるようになります。そして、２０１９年8月、クライミング世界選手権八王子大会を迎えました。２０２０年東京オリンピックの日本代表選考もかねた大一番です。

苦しい練習にも、連戦に次ぐ連戦にも耐えてきたのは、オリンピック出場という悲願のためだったはずです。ところが、試合まえのインタビューで彼は次のように語りました。

「（オリンピックの）代表枠ではなく、世界一を狙いにいきます」

自分の最も大切にしている価値観、「一番強いヤツが一番楽しい。そして強くなっている自分を楽しむ」ということ――。「世界一を狙いに」の一言に、この思いが込められていたのです。

その言葉通り、**彼は代表枠の争いにはフォーカスせずに、自分の価値観を心に刻んで試合に臨みました。これまでのように他の選手や結果にとらわれて緊張しすぎることもなく、自分のクライミングに集中し、強さを証明するがごとく、他を圧倒する過去最高のパフォーマンスをしたのです。その結果、「ボルダリング」と「複合」（スピード、ボルダリング、リードの３種目の総合点を競う）の２つで優勝し、東京オリンピック出場の切符も手にしました。**

その頃には、彼はメンタルセッションによって自らの感情をコントロールできるようにもなっていました。

「２０１８年の悔しさを経てメンタルコーチングに本腰を入れて自分と向き合う時間

を増やしたことが、すごく大きかったと思います。自分のことをいろいろな角度から俯瞰《ふかん》して、客観的に見られるようになりました。そのおかげで、**本番でミスをしても、そのことにとらわれなくなって、焦りや怒りや不安といった感情が起きにくくなったのです。ようするに、終わった『過去』に振り回されないで、『今』に集中できるようになったんです**」

と、彼はこれまでのセッションで得たことを話してくれました。

彼が世界選手権で結果を出すことができたのは、厳しい練習に耐えつづけ、技術を磨いてきたことの輝かしい成果であると同時に、心を整え、真の目的・目標に気づき、本番で力を存分に発揮できるようになったことが、大きかったのだと思います。

なぜ、心の状態が「結果」に影響を与えるのか

先ほどの楢﨑選手の例は決して特別ではありません。

心の状態が試合でのパフォーマンスを大きく左右することは、どのアスリートも日々、肌身に染みて感じていることだと思います。

実際、世界トップクラスの選手ともなると、技術面での差は紙一重です。あとは、メンタル面での差が重要になります。

つまり、心をいかによい状態に整えられるかが、勝敗の分かれ目と言っても過言ではありません。

しかし、このことを知っている方は多くないように感じます。

「結果を出したい」「試合に勝ちたい」と思うと、多くの人はまず、そのためのスキ

ルやテクニックを磨きます。私がメンタルサポートをしているアスリートにも、かつて、そのように考えていた人が多くいました。おそらく、「スキルやテクニックだけが勝敗などの結果に直結する」と考えているからでしょう。

当たり前ですが、スキルやテクニックは必要不可欠です。

ところが、**スキルやテクニックをただ磨くだけでは、よい結果は出せません。**

そのまえにまずは**自分と向き合い、ビジョンを描き、今どんな心で何をすべきかを知ることが重要です。**

そして、自分の心と向き合い、必要なことを整理したうえで、練習計画を立てる、つまり、プランニングをします。

自分と向き合い、プランニングした内容でスキルを磨くときにはワクワク感があります。練習がしたくてたまらなくなるでしょう。監督から一方的に命令されて仕方なく練習するのとでは、大違いです。

このように自分自身で納得感を得ておこなう練習では、高いモチベーションを保てるので、同じように練習をしてもスキルの身につき方もまったく違ってきます。

さらに、肝心の本番でも、**スキルやテクニックをいくら磨いていても、そのスキル**

を発揮するための土台である心が整っていなければ、質の高いパフォーマンスをすることはできません。

そもそも、「心」という器官は、体のなかにはありません。多くの方がご承知のように、心は脳がつくり出している状態にほかならないのです。

脳は大きく分けて2つの部位から成り立っているといわれています。

脳の中心部に近い位置、扁桃体《へんとうたい》をはじめとした大脳辺縁系《だいのうへんえんけい》の「古い脳」と、そして、前頭葉などがある大脳新皮質の「新しい脳」の2つです。

大脳辺縁系などが古い脳と呼ばれるのは、進化の過程の早い段階（古い段階）でつくられているからです。これに対して、古い脳よりも遅れて（新しく）発生した前頭葉などは、新しい脳と呼ばれます。

不安や恐怖、怒り、喜びといった感情をつかさどっているのが古い脳で、思考や理性的な判断などをおこなっているのが新しい脳です。この2つの部位はたがいにコミュニケーションを取りつつ、あるときは協調しながら、また、あるときは拮抗《きっこう》しながら働き、「心」なるものを生み出しています。

脳の状態はそのときどきの環境や状況によって変化し、そして、心の状態はその脳の変化に呼応して変わります。脳のなかの「様子」が変われば、心の状態もそれにともなって変わるのです。

このことを肯定的にとらえれば、**「脳を自分でコントロールできれば、それによって心の状態も変えられる」**ということになります。

脳をコントロールし、心をよい状態に整えられると、パフォーマンスの質が高まります。これは、実感したことがある方も多いでしょう。マイナスの考えなどに悩まされず、心が落ち着いた状態であれば、目のまえのやるべきことに集中できます。反対に、落ち込んでいたり、怒っていたり……頭の中がザワついて、心が揺らいで不安定な状態になれば、パフォーマンスは落ち、能率も下がってしまうのです。

心がよい状態にあり、質の高いパフォーマンスや行動ができるとき、結果は求めずとも、ついてきます。

だからこそ、心を整え心の状態をよくすることが、重要なのです。

「強い心を持つべき」の誤解が、パフォーマンスの質を下げる

結果を出すために大切なのは、心の状態である。

このようなお話をすると、「じゃあ、すぐにマイナス思考になりやすい自分はダメだ……まず、もっと心を強くしなければ」こう思われる方が多くいます。

しかし、結果を出すために必要なのは、よい心の状態であり、心の「強さ」ではありません。

くりかえしになりますが、心は体のなかに存在していません。脳がつくり出している「状態」です。心が脳の状態の反映である以上、強いも弱いもありません。あるのは、そのときどきの「状態」だけであり、大切なことは、その状態がパフォーマンスにとってよい状態なのか、悪い状態なのか、ということだけなのです。

ところが、多くの方がこのことを認識せずに、「本番で結果が出せないのは、心が弱いからだ」「プレゼンでよいことを言えないのは、気が弱いからだ」などと考えてしまいます。

講演やセミナーなどでお話しすると、非常に強く感じるのですが、「自分は心が強い」と考えている人は全体の2割ほどしかいません。

つまり、残りの8割、ほとんどの人は「自分は心が弱い」と思っているようです。

さらに悪いことに、自分は心が弱いと思っている方の多くが、「どうせ自分は弱い人間だ。本番で力が出なくても仕方ない」と、質の高いパフォーマンスをすることや、自分の可能性を信じることを、なかば諦めてしまっているようなのです。

「自分は心が弱い」という思い込みが考え方のベースにあると、自分自身を否定的にとらえざるを得なくなります。**自分に対してのマイナス評価は、それだけで心を萎縮させてしまい、結果的に、そのことが本番で力を発揮できない一大要因となりえるでしょう。**

心には強さも弱さもない。ただの状態であるからこそ、自分の意識しだい（脳の使い方）でいかようにも変えられる――。このことを知っているだけで、いざというときに発揮できる力が高まりますし、日々のパフォーマンスも変わります。

結果が勝手についてくる「最高の心の状態」とは

強い心、弱い心などというものはなく、あるのは「心がよい状態か、悪い状態か」そのどちらかだけ。そして、本番で高いパフォーマンスができるかどうかは、心をよい状態に整えられるかどうかに、ほぼ１００％かかっています。

では、そもそも、本番で力を発揮するための、理想的な心の状態とは、どのようなものなのでしょう。

それは、一言で言えば「何事にも揺さぶられない、フラットで、無心な状態」です。スポーツの世界では「フロー」や「ゾーン」「無我の境地」などと表現される極限の集中状態です。

脳は、出来事、他人、環境といった外部の刺激に対してプラスにもマイナスにも反応するようにできています。そして、脳のそのような反応を受けて、心は揺さぶられます。

脳がマイナス方向に反応すれば、心は不安や焦り、恐怖などの負の感情に揺さぶられますし、プラス方向に反応すれば、喜びや安堵といったプラスの感情に、やはり心は揺さぶられます。

私も野球部でピッチャーをしていた頃、審判の判定や相手の野次《やじ》に心を揺さぶられ、思った投球ができないことが多くありました。そのとき、監督からは「ピッチャーはポーカーフェイスで、つねにフラットな状態でいなくてはいけない」と言われ、それを心がけるようにしてから試合でのコントロールや切れが格段によくなったのです。

高校野球の選手は帽子のつばに言葉を書いたりしますが、私が書いていたのは「無心」でした。心を何からも揺さぶられないようにするためです。

マイナス方向はもちろんのこと、たとえプラス方向であっても、心が揺さぶられれば、意識も思考もそちらへ向かってしまい、目のまえの課題に集中できなくなりま

す。

自分のもてる力を100％発揮するには、目のまえの課題に集中して取り組むことが大切です。そのためには、心は何事にも揺さぶられないフラットな状態が理想なのです。

それにしても、脳がマイナス方向に反応するのならともかく、プラスに反応するのもよくないという話はピンとこないかもしれません。

プラスの反応が脳によい影響を与えないのはなぜか。野球の例を使って説明しましょう。

たとえば、あなたがピッチャーで、9回裏3点リードしている場面で、2人目の打者も打ち取ってツーアウトにしたとします。これで勝てる！　あなたは、うれしいし、ほっとするでしょう。

でも、このように喜ぶこと、つまり、脳が「未来」を想像してプラスに反応することで、「今」への集中力が途切れて次のバッターに打たれ、その後、連打を浴びて動揺と困惑が起き、いつもの力が出せずに逆転されてしまうこともあるのです。

2人を打ち取って、うまくいっても、重要なのは「フラットな心を保つように努めること」。どんなときでも「今」に集中することが、結果を出すために欠かせません。

スポーツクライミングの野口選手、楢﨑選手に、本番まえに私がよく言う言葉に**「未来にも過去にも引っぱられず、今を感じよう」**というものがあります。難しい課題を登れたからといって、その喜びに引っぱられると、心が揺さぶられ、次の課題でミスしてしまうこともあるからです。

ところで、心をフラットな状態にすることが、本番で実力を出し切るための、理想の状態ではありますが、ここで注意していただきたいことがあります。

これまで、マイナス方向はもちろんのこと、プラス方向にも心を揺さぶられることのないように、とお話ししてきました。けれど、それはあくまでも本番中でのこと。

試合まえや練習、練習方法を考えたりするプランニングの段階では、未来を描いてワクワクしたり、「かならず過去最高のパフォーマンスをする」という感情を出して自分を高ぶらせることも大切なのです。そして、「自分の機嫌を自分で取る」ことも

重要。不安になってイライラしたり、ソワソワしたり、機嫌が悪い状態ではよいパフォーマンスはできません。

機嫌のよい状態でワクワクしながら練習をおこなえば、集中力や発想力が高まり、その結果、練習の質自体が上がり、スキルもしっかりと身につきます。機嫌の悪い状態で仕方なくする練習とは、その質もスキルの身につき方もまったく違うことは、誰の目にも明らかです。

このことは、スポーツや楽器などの練習にかぎらず、仕事や勉強など、あらゆるパフォーマンスにおいて言えることなのです。

では、機嫌のよい状態を保つにはどうしたらよいのか。それは、自分と向き合い、自分自身を知ること。これに尽きます。このことについては第3章で詳しく説明することにしましょう。

さらに、たとえ本番においても、「感情」をなくしてはいけません。心をフラットに……というと、一切の感情を押し殺すようなイメージを持たれる方もいるのですが、そうではなく、フラットな心の状態を保ちながらも、闘争心や喜び、悲しみなどのそのとき起きた感情を無視せず、感情があることを認め、受け入れましょう。とくに、**闘争心は戦うためのエネルギー。**これがなければ、本番で戦い抜くことはできません。

闘争心が湧いてくると、胸のあたりに熱いものがこみあげてくるのを感じます。

本番で力を発揮するうえで重要なのは、「胸は熱く、頭は冷静に」です。

結果を出す人は、プラス思考に振り回されない

一般的には、プラス思考はよいものと思われていますが、心をフラットに保ち、結果を出すためには、「プラス思考」を重視することはよくありません。

スポーツメンタルコーチをしていると、「大事なところで、ネガティブになってしまって……。次からはプラス思考で頑張ります」と言う方に、たまに出会います。

困難を前向きに乗り越えようとする気持ちはよいのですが、それが現実とかけ離れたプラス思考だとしたら、かえって弊害をもたらします。

たとえば、自分のミスによって大切な仕事を失注してしまったとします。これまで何カ月もチームの皆でやってきたことが、自分一人の失敗で台無しになる……。こん

なとき、いくら「つらいときこそ、前向きに」と思っても、なかなか実践できないでしょう。

無理して明るく振る舞うことで、自分の心をよりいっそう追いつめる可能性もあります。

自分の気持ちと、プラス思考でのイメージとが離れすぎていると、この２つのあいだに「一致感」が得られません。

自分の気持ちを偽っているのですから、そのような偽りのプラス思考が長く続かないことは言うまでもないでしょう。遅かれ早かれドーンと落ち込んでうまくいかなくなったり、あるいは、ひどいスランプに陥ります。

実際に、私がメンタルコーチングをしている方のなかにも、「無理してプラス思考をすることで、自分を追いつめてしまい、結果を出せなかった」という方が、多くいます。無理なプラス思考が、心をよい状態に導くことはありません。

心を整えると「体の動き」が格段によくなる理由

心がパフォーマンスや、その結果に大きく影響を与える理由の１つに「心と体には深いつながりがある」ということがあげられます。

たとえば、今ここで「真っ赤な酸っぱそうな梅干し」をイメージしてください。

唾液が出てきますね。梅干の姿形を頭に描いただけで、実際に食べたときと同様の反応が体に起きることがわかります。

このことは、心（脳）と体がつながっていることの、わかりやすい一例と言えます。

実際、心の状態は体、とくに筋肉の動きとも密接に関係しています。

アスリートたちが試合後のインタビューで「楽しめました」と言うのを聞いたこと

があるでしょう。緊張する試合で本当に楽しめるの？　と釈然としない方もいるはずです。

けれど、「楽しめました」の一言には、「リラックスして試合に臨みたい、競技そのものを楽しもう」という選手たちの思いが込められています。**リラックスすることが、筋肉の動きをスムーズにしてパフォーマンスを高めることを彼らは知っているからです。**

恐怖や緊張を感じたとき、私たちは瞬間的に体に力を入れます。これは、危険に備えて体を守ろうと、筋肉を硬くするからで、自己防衛的な反応の1つです。

全身の筋肉がカチカチに固まってしまった状態では、筋肉そのものの動きも、そして体の動きも悪くなるのは当然です。このような状態で試合に臨めば、質の高いパフォーマンスを期待できるはずがないのです。

心が過度に緊張する

↓

筋肉が硬直する

↓

体の動きが悪くなる

↓

満足のいくパフォーマンスができない

この一連の流れにはまらないためには、最初の「心が過度に緊張する」状態を避けなければなりません。ですから選手たちは、「試合を楽しもう」と自分自身に言いきかせながら本番に臨み、そして、最高のパフォーマンスができたときには、「楽しめました」と答えるのです。

これは、スポーツをする方だけにあてはまる話ではありません。ビジネスパーソンであっても、心が緊張すれば表情筋がこわばるため、その表情から不安が伝わってしまいますし、また、背中が丸くなり、自信のなさもやはり伝わってしまいます。その結果、満足のいく仕事ができずに、ここ一番というときに結果を出せないのです。

心が「よい状態」であることは、そのこと自体がパフォーマンスの質を上げるだけでなく、全身の筋肉や顔の表情筋、あるいは、姿勢といった体の状態までも変え、その結果、パフォーマンスの質をも高めます。

だからこそ、まず心を整えることが重要なのです。

「本番発揮力」は人生を変えるスキルである

私は現在、スポーツメンタルコーチとしてさまざまな種目のアスリートのメンタルサポートをおこなっています。サポートを始めた当初は、高い技術力を持ちながら、いざ試合になると、その実力の半分も発揮できない選手もいました。

けれど、彼らもメンタルコーチングを通して、「心を整える方法」を習得するにつれて、本番でも徐々に力を発揮できるようになっていったのです。その変化を目の当たりにするたびに、私は深い感動を覚えます。

「ここ一番で最高のパフォーマンスができる」「本番で100%の力を発揮できる」この力を、私は「本番発揮力」と呼んでいます。

本番発揮力が重要であることは、もちろんプロのアスリートにかぎったことではありません。

社運をかけた重要な会議でプレゼンをする会社員の方も、就職の面接試験を受ける方も、コンテストでピアノを演奏する方も、部活でやっているサッカーの試合や、市民マラソンなどに出場する方も、一世一代の「プロポーズ」をする方まで……。

それまでの努力が報われるためにも、質の高いパフォーマンスのためにも、人生を大きく変えるためにも、もてる力を本番ですべて出し切れる本番発揮力を養うことはどんな人にとっても重要なのです。

あなたは、本番になると力が出せなくなるタイプですか？

緊張しすぎて、ふだんの練習のときのパフォーマンスができず、小さなミスに動揺してしまうのだとしたら、長い時間をかけて準備や練習を重ねてきたというのに、あまりにも残念です。

ふだんの7割しか力が出せないのなら、あなたの評価は7割になってしまいます。

半分しか出せないのなら、実際の実力の半分の評価しかもらえないわけです。就職や受験だったら、そのような結果によってあなたの一生が左右されかねません。

けれど、**誰でも、本番発揮力を身につけることは可能です。**

「本番に弱い」「ここぞというときに、よいパフォーマンスができない」と思っている方は、本番で力を出し切るための心の整え方を知らないだけなのです。

たとえ、自分のことを気弱だと思い込んでいる方でも、ここぞというときに、100%の力を出せる人間に変われます。

人は誰しも変化し、成長する可能性を秘めています。その可能性に自らが蓋をしなければ、いつでも、何歳からでも自分を成長させることができるのです。

伸びしろがまだまだあることを知って、それを伸ばせば、本番でのパフォーマンスを今以上に高めることができるはずです。

次の章では「心を整え、本番で力を発揮するために大切なこと」を13のルールにまとめてみました。

これらのルールは、私がメンタルコーチングの現場で、トップアスリートたちに伝えていることです。私はスポーツ選手のサポートだけでなく、経営者やビジネスパーソンのメンタルサポートもしているのですが、その方々にも「パフォーマンスを上げる」ために役立ててもらっています。

この13のルールを心がけていただくことで、プレッシャーやストレスに負けない本番発揮力を手に入れられるはずです。

第2章

いつでも最高の力を発揮できる！

心を整える13のルール

ルール1. 無意識の脳のクセ「意味づけ」から自由になる

ここぞというときに結果を出すには、いつでもよい心の状態、つまり「フラットな心の状態」でいることが欠かせません。

しかし、大舞台をまえに過度に緊張していたり、結果に対して不安を抱いていたり、さらには、本番中にミスなどで動揺していたら、心をフラットな状態に保つのは難しいでしょう。

ここで第1章の話を思い出してください。

心は脳がつくり出しているものであり、脳のなかの「様子」が変われば、心の状態もそれによって変わります。

つまり、脳さえコントロールできれば、どんなに焦っているシーンでも、大きなミスを犯したときでも、心をフラットな状態に戻すことは可能なのです。そして、心をつくり出している脳には「クセ」があります。そのクセを知っていれば、簡単に心をよい状態に整えることができます。

では、脳にはどのようなクセがあるのでしょう。

さまざまなクセがありますが、**心に影響する脳の大きなクセとしては、「意味づけする」というものがあります。**

野球を例にとって考えてみましょう。

ノーアウト満塁の場面では、多くのピッチャーは「まずい、これはピンチだ」と思い、焦ってしまうでしょう。

しかし、「ピンチだ」とピッチャーが焦っているのは、脳がそのような意味づけをしたからにほかなりません。このように、脳には目のまえの出来事に対して勝手に

「まずい」「大変だ」「困った」などの意味をつけるクセがあるのです。これは脳の認知機能によります。

そして、この「意味づけ」というクセはネガティブなほうに働くことが多いのです。しかし、このような脳のクセがあることがわかっていれば、対策を取ることもできます。

まず、**自分のおこなっている意味づけを認識し、そこから離れてありのままの事実を見たうえで、目的を達成するにはどうすべきかを考え、行動すればよいのです。**

先ほどの例でいえば、ピッチャーは次のように考えればよいでしょう。

「自分は今、この状況に『まずい』『ピンチだ』と意味をつけているな。でも、塁に3人の走者がいて、あとアウトを3つ取ればよいという『事実』があるだけで、そこには本来、意味はついていないんだ。そうすると、今はただただキャッチャーのミットめがけて自信のある球を投げ込めばいいだけだ」

このように考えると「まずい」「ピンチだ」といった余計な考えをシャットアウトでき、脳がマイナスの方向に意味づけをするのをブロックできます。

脳に余計な意味づけをさせなければ、「ピンチだ」という焦りや不安が消え、冷静さを取り戻すことができ、ピッチャーの心はよい状態に整えられるでしょう。

心がよい状態になったら、今どうすべきかを考え、考えたことを冷静に実行します。落ち着いてボールを投げることで、試合に勝てる確率は上がります。

この方法が有効なのは、ピンチのときだけではありません。いついかなるときでも、出来事に意味づけをせずに、感情をわきにおいてまず、ありのままの事実を受け止めることが大切です。

こうすることで、余計な考えに揺さぶられることなく、心をつねによい状態に保ちつづけることができるのです。

ルール2.「過去」「結果」「常識」「他人」にとらわれない

本番で結果を出すためには、何事にも揺さぶられることのないフラットな心を保つ必要があります。

ところが、フラットな心の状態を保つことは、実は容易なことではありません。

心を揺さぶる原因はさまざまありますが、多くのケースで共通するものとして、「とらわれること」があげられます。

とくに、結果を出さなければならないような極度に緊張する場面では、その場面特有のとらわれの対象というものがあります。

その対象とは、**「過去」「結果」「常識」「他人」**の大きく分けて４つです。**これらから自由になることは、心を整えフラットに保つことに欠かせません。**

①過去にとらわれない

現在の自分は、過去によってつくられています。失敗も成功も含めて過去の経験を積み重ねた結果が、今現在の自分です。

その意味では、私たちは、過去から自由になることは難しいかもしれません。

しかし、本番で力を発揮するには、ひたすら今現在に意識を集める必要があります。30秒まえ、1分まえ、あるいは1年まえという「過去」に起きたことにとらわれることなく、目のまえで起きている今現在の事象や状況にのみ心を向け、今どんな心で何をするか？　にフォーカスすることが必要なのです。**「今ここ」に集中すること、それが自分の集中力を最大限に高め、質の高いパフォーマンスをすることにつながるからです。**本番という「期限つき」の時間のなかで、これができる人だけが結果を出せます。

過去の出来事は変えられません。その過去にとらわれ、縛られることほど心を揺さぶって本番発揮力を削ぐものはないでしょう。

ちなみに、過去の「出来事」やそのときの「感情」は変えられませんが、その受け止め方は今からでも変えることができます。

たとえば、幼い頃、母親によく強い口調で叱られ、しょっちゅう腹を立て、反発していたとします。ところが、自分自身も親になり、子どもを育てるようになると、母親があの頃、自分を叱った気持ちや想いが理解でき、叱ってくれたことに感謝できるようにもなれます。

また、母親にあの頃のことを聞いてみると、厳しさには実は、深い愛情が秘められていたことに気づくかもしれません。

ひどく叱られて、腹立ちや反発を覚えたという過去は変えられません。が、自分自身が変化し、成長することによって、その受け止め方や、また解釈の仕方は変わりえるものなのです。

②結果にとらわれない

試合や仕事に臨むときに結果を出しにいこうとするのは当然ですし、「勝とう」「実績を上げよう」という「結果への強いこだわり」を否定するつもりはありません。けれど、勝つという結果にのみ、とらわれている人もまた、心を揺さぶられやすくなります。つまり、**結果を出したいときこそ、結果だけにこだわってはいけないのです。**

どういうことでしょう。

本番で力が発揮できる方の多くが、実は、勝つことだけを目標にはしていません。

目指すものは人それぞれですが、結果自体ではなく、そこにいたる過程を大切にして自分のベストを尽くそう、自分のプレーしている姿を見てもらって誰かを勇気づけたい、育ててくれた親へプレーを通して感謝の気持ちを伝えたい……こんな人が多いように思います。

このようなことを胸に本番に臨む人たちは、負ける不安や恐怖に心を揺さぶられることはほとんどなく、集中力を切らすことなくプレーに専念できます。

勝つことに縛られていないぶん、のびのびと、楽しく、自然体で本番の試合や仕事などに没頭できるのです。その結果、本番でのパフォーマンスが上がります。

逆に、結果にこだわりすぎると、失敗を恐れてプレーが消極的になったり、試合などであれば大差がついたとたんに、一気に気持ちが萎えて力が出なくなって諦めてしまったり……と、結果が出ないことも多いのです。

また、「勝つこと」「よい結果」だけを喜びにしていると、たとえ試合などに勝ったとしても、その喜びは一時的なものでしかありません。次の勝ちのために、翌日からまたハードな練習が始まり、次に勝っても、その次に勝っても、その次の次に勝っても同じことのくりかえしです。勝ったときの一瞬の喜びだけでは、頑張りつづけるのは難しいのです。結果にこだわりすぎるアスリート、ビジネスパーソンのなかには燃え尽きてしまう人も多くいます。

また、結果を出したいために、ドーピングや不正を働いてしまう人がいることも事実です。本来は結果だけでなく、そこへ向かうプロセスや物語に価値や喜びがあるはずなのです。

③ 常識や既成概念にとらわれない

何事においても、「基本」を学び、「型」を身につけることは大切です。それぞれの分野で「常識」とされてきたことには、それなりの必然性や合理性が認められる場合も多くあります。

けれど、基本や型や常識、あるいは、「こうあらねばならない」「こうすべきだ」といった考え方にとらわれすぎることもまた、パフォーマンスの質を下げることになります。**あることにとらわれ、縛られていると、誰もが生まれながらに持っているクリエイティビティ（独創性）も想像力も解き放つことができず、そのため自由な発想も生まれにくくなるのです。**

本番で「準備してきたことだけ」をすればいいのなら、ある意味、簡単です。けれど、いざ本番となると、思いもかけないことが起きます。とくにスポーツなどは「筋書きのないドラマ」などといわれるように、想定外のことが起きないことなど、ほとんどありません。

そのような想定外のことや、不測の事態、状況の変化などに対して、すばやく機転をきかせて乗り切ることは、結果を出すために必要不可欠な要素です。そして、機転というものは、自由な発想やクリエイティビティ、判断力が瞬間的に結合したときに生まれます。

常識や既成概念に縛られたり、とらわれたりすることの少ない人ほど、クリエイティビティや想像力を発揮できます。本番で想像力を存分に発揮できるからこそ、不測の事態にも臨機応変に対処でき、その結果、本番発揮力も高くなるのです。

④ 他人にとらわれない

本番まえや本番中には、他人の言動がいろいろと気になるものです。

善意からか、悪意があってか、あるいは深く考えもしないで、ふと不安になるような言葉を投げかけるチームメートや相手選手がいたり、また、グループ面接や試合などでは、ライバルと自分を比較して弱気になってしまったりすることもあるかもしれません。

このように、他人の存在やその言動にとらわれて心を揺さぶられていては、よいパフォーマンスなど期待できません。**本番発揮力を高めたければ、日頃からつねに「自分起点」で考え、行動することが重要です。**

「起点」とは、物事の出発点。したがって、自分の意思や考え、想いを出発点として行動することが、自分起点での行動ということになります。

他人の言動などにとらわれて影響を受けてしまえば、「他人起点」で行動することになります。すると、自分が最高の調子で本番を迎えていても、他人の出方や他人の調子によって、自分の調子が悪くなってしまうことがあります。他人の調子や言動は、自分の力ではコントロールできません。**自分でコントロールできるのは、自分の心や**

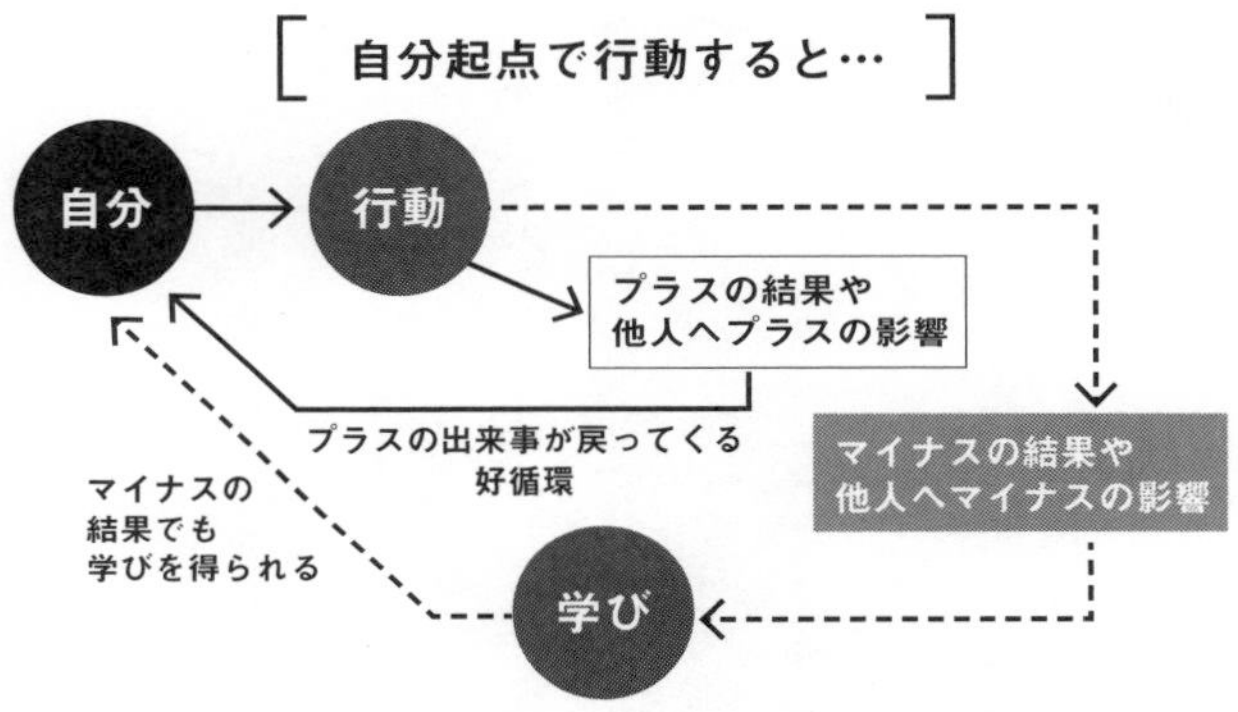

自分でコントロールできる「自分起点」で動けば、結果がプラスになってもマイナスになっても、成長できる

行動だけです。大事な場面で、自分がコントロールできないものにとらわれることほど、怖いことはないでしょう。

また、自分でいかようにもコントロールできる「心」や「行動」に注力すれば、もしその行動の結果、失敗したとしても、その失敗を受け入れて、それを糧《かて》に成長することができます。

しかし、他人にとらわれていれば、自分が起点で考え行動するのでなく、他人に動かされることになり、そのため、失敗したときも他人のせいにしがちで、失敗からの学びも少なくなってしまうのです。最高のパフォーマンスをしつづけるために学びを得るという観点からも、他人にとらわれない姿勢は重要です。

いかがでしょうか。

ここ一番という大事なときほど、過去の失敗が脳裏に浮かんだり、目のまえの勝敗に揺さぶられたりしてしまう方は、自分で意識していなくとも、過去や結果などにとらわれている可能性があります。

まず、そのことを認識し、**もし、ここぞというときに何かに揺さぶられたり、とらわれたときは、意識を今、自分ができることに100%集中させるようにしましょう。**

それだけで、パフォーマンスの質は驚くほど上がります。調子が悪いときもあると思いますが、そんなときは、「今の状況で出せる力の100%を出せればいい」と、肩の力を抜いて考えてみてください。

そして、どうしても「自分の抱えるとらわれ」から逃げられない場合は、第3章以降でお話しする〝自分会議〟が役に立つはずです。ぜひ、試してみてください。

ルール3. 「アイコントロール」で集中力を一瞬で高める

心を整え、集中力を高める方法として、私がアスリートによく伝えるテクニックとして、**「アイコントロール」**があります。

脳に入ってくる外的情報の約83％は視覚によるものだということを、ご存じでしょうか。

聴覚から入る情報は約11％、味覚、触覚、嗅覚からの情報は、合計で約６％ほどにすぎないといわれています。

目から入ってくるおびただしい量の雑多な情報によって気が散り、パフォーマンスに集中できないことはよくあります。

そのようなときに使えるのが、アイコントロール。

方法はシンプルで、何か特定の対象に視線を凝らすのです。そうすることで、その他の視覚情報を意識から切り離すことができ、目のまえのことへの集中力を取り戻すことができます。

たとえば、イチロー選手は球場によってポイントを決めて一点を見ていたようです。高校野球では、打席に入るまえにバットに描かれたメーカーのマークをじっと見つめる選手たちもよくいます。

テニスでも、試合中に選手たちがラケットのガットにさわりながら、そのガットを見つめる姿はおなじみでしょう。

すべて、意識的か無意識かは別として、アイコントロールをしているといってよいと思います。

見る対象は自分で決めてかまいません。私が指導するアスリートのなかには、自分の指紋を凝視する選手もいます。細かい指紋の1本1本に目を凝らすことに集中すれば、雑念が入り込む余地もなさそうです。

ポイントは、余計なことを考えないでただ見ること。当たり前のようですが、それが案外できないものです。

あらかじめ見る対象を、右手の小指の指紋とか、バットの先端だとか、ある1つのものに決めておくと、集中モードにより入りやすくなると思います。それが「お守り」の役割をしてくれるかもしれません。

アイコントロールは集中力を高めるときだけでなく、心が動揺してしまったときにも使えます。

たとえば、取引先の会議室でプレゼンをしているとしましょう。懸命に説明している最中にも、いろいろなことが起こるものです。来るはずではなかった苦手な上司が遅れて入ってきたり、居眠りを始める人がいたりするかもしれません。

不測の事態が起きれば、動揺します。一瞬、声がうわずるかもしれません。そのようなときに、ペンでも、鉛筆でも何でもいいので自分で決めた「お守り」にさっと視線を移して、ただただ見つめましょう。やがて気持ちが落ち着いてくるはずです。

とはいえ、いざというときにはじめてペンを見つめてみても、うまくいかないかもしれません。日頃から1日1回30秒でもいいから、「ただただ見る」練習をするといいでしょう。

スポーツクライミングの楢﨑智亜選手も、アイコントロールを取り入れています。おもしろいことに彼はボルダリングをおこなうまえはアイソレーションゾーン（試合まえに待機する場所）で、手を見ますが、屋外でおこなわれるスピードという種目では、試合まえに空を眺めるのです。

空を仰ぎ見ると、自分が壮大な宇宙や大自然の一部になったような感覚をふっと覚えて、その瞬間、雑念も不安も恐怖も焦りもすっと消えていき、自分の心が何もない「無」の状態になるのを感じるのだそうです。

自分の外に広がる空という自然に視線を向けて、宇宙との一体感を感じながら雑念のすべてを吹き払う。そして次には、一気にその意識を自分の内へと向けて集中するというのが、楢﨑流のアイコントロールです。

私が楢﨑選手にアイコントロールをすすめたときには、彼が無限に広がる、はるか遠くの大空をその対象に選ぶとは思いもよりませんでした。

アイコントロールは近くの、小さなものに目を凝らすものと思うのが、「ふつう」です。その「ふつう」に縛られることなく、自分の感覚にぴったりとくる対象を見つけ、実践する楢﨑選手。

そのオリジナリティもまた、一流選手の証《あかし》のひとつと言えるでしょう。

ルール4. あえて「結果」にフォーカスしない

本番発揮力を高めるには、結果ファーストの「結果目標」よりも、どのようなパフォーマンスを心がけるのか、つまり、「パフォーマンス目標」にフォーカスすることも重要なルールとなります。

このとき、パフォーマンス目標は、自分でコントロールできる「何か」に設定することがポイントです。

たとえば、速く走り、風を切る感覚を純粋に味わう、自分にとって気持ちのよいバットスイングをする、自信を持って大きな声で話す、笑顔でその場を楽しむ……。どれも自分でコントロールできることばかりですね。

このようなパフォーマンス目標を実現するためなら、「現在」に集中することができます。「未来」の不安や「過去」の恐怖に心を揺さぶられることなく、今現在の目のまえのことだけに集中して取り組めばいいのですから。

勝つという結果目標はコントロールできません。コントロールできないものに注力するのではなく、自分の描いた理想のパフォーマンスを目標にして戦うこと。これが質の高いパフォーマンスにつながり、そのことが結果的に勝ちにつながります。

同じことは、ビジネスシーンでも言えます。

たとえば、会議で新しい企画を提案する場合、準備段階では、「企画を通す」という結果目標のために懸命に働くのはかまいませんが、会議本番となったら、それはいったんわきにおくのです。

そのかわりに、パフォーマンス目標に専念します。企画のすばらしさを伝えたい、熱意を伝えたい、感動をもたらしたい、といった想いが伝わるような表情、態度、姿勢、目線、空気感にフォーカスすることも有効かもしれません。

このようにパフォーマンス目標にフォーカスすることで、絶対に企画を通さなくてはならないというプレッシャーから自由になれれば、肩の力が抜けて自然体で臨めますし、もし企画がボツになったら、などと消極的になることなく、ここぞというときには大胆かつ、積極的な発言もできるでしょう。

そういったことすべてが、パフォーマンスを高める方向へと働くのです。

ルール5. 想定外を想定内に変えておく

まず、私の知人のエピソードから紹介しましょう。

その日は彼が志望している音楽大学の入学試験の日。ピアノの実技試験をおこなう教室には、試験官たちがずらりと控えていました。

これまでに十分練習をこなしてきたし、あとはいつも通りに弾くだけ……。心を落ち着けてピアノに向かった彼は、ピアノを見てギョッとします。彼がいつも弾いているのは、ヤマハのピアノ。しかし、目のまえにあるのはスタンウェイのピアノだったのです。

不安だったけれど、弾くしかありません。演奏を始めました。すると、鍵盤がヤマハよりも微妙に短い気がするのです。彼は動揺し、指をうまく動かせず、気持ちものせられず、結局、練習の半分の力も出せずに、あえなく不合格になってしまったのです。

このような想定外のことが、人生ではしばしば起きるものです。それが、力を発揮したい「本番」で起きれば、心は激しく揺さぶられ、パフォーマンスの質が急降下することは、容易に想像がつくでしょう。

そうならないためにできることがあります。

あらかじめ想定外を「想定内」に変えておくのです。

冒頭のピアノの試験の例でいえば、ヤマハのものではないピアノも想定して、ヤマハ以外に最低でもスタンウェイと河合楽器のピアノにふれるなど、違うピアノで練習しておくのです。

このような対策ができていれば、本番で思いもよらないことが起きても、あわてずゆらがず、冷静に乗り切れるでしょう。

このことは、メンタルサポートをしているアスリートたちにもよく伝えています。

スポーツの試合では、ノーミスで終わるなどということはほとんどありません。また、想定外の出来事もよく起こります。試合当日まで自分が登る壁（課題）がどんなものかわからない「ボルダリング」などは、想定外だらけの競技だといえます。

ここで重要なのは、本番までに、どれだけ想定外を少なくできるかということです。どんな課題が出てどんな動きを要求されるか。思ったよりうまく動けなかった場合、壁が滑る場合、想像以上によい結果で試合が展開されている場合、さまざまな想定外の事柄をイメージします。本番でそれらが「想定外」でなく「想定内」になっていれば、焦らず対処できます。

想定外を想定内に変えるには、練習や準備の段階でできるだけ鮮明に本番をイメージし、「こんなことが起きるかもしれない」「あんなことがあるかも」と、想像力を働かせる必要があります。

私がメンタルサポートをしている多くのアスリートは、準備や練習の時間で、かなり鮮明に本番のイメージトレーニングをしています。そして、失敗も前提にして練習を重ね、そして、想定外を想定内に変えるべく、思いもかけないようなミスにも備えているのです。

ビジネスにおいても、「本番」や「いざというとき」には何が起きるかわかりません。

プレゼン中にパワーポイントに挿入した動画が流れなくなった、面接官からまったく予想外の質問をされた、まえの講演者の話が長引いたせいで、自分の持ち時間が大幅に減ってしまった……。

そのようなミスや想定外のことは起きるものとして、たとえば、パワーポイントなしでおこなうプレゼンもイメージしておいたり、面接における「よくある質問」ではない質問への答えを考えたり、ボツにしてもよい話題を1つ、2つ考えておいたりといった準備をしておけば、安心でしょう。

さらに、準備段階で、想定外を想定内にする場合、考えうる最悪の事態も想定内にできていれば完璧です。本番で万一、恐ろしい事態に陥っても、そのときの衝撃をかなり弱められます。

たとえば、ボクサーも試合のまえにイメージトレーニングをします。そのなかにはよいパフォーマンスだけでなくダウンしたときのイメージも含まれます。パンチを受けたときの体の感覚、天井の照明の明るさ、レフェリーのカウントの声。

ワン、ツー、スリー……、「セブンになるまで休もう、このラウンドは焦らず足を動かして回復を待とう」と思っている自分……。

こうして、ダウンをすることも「想定内」にしておけば、実際の試合でダウンを喫して、マットに倒れている最中にも、「セブンで立てばいいんだな」「このラウンドは焦らず足を使おう」などと冷静に判断する助けとなるでしょう。

以上のように想定しうる最悪のことにも備えておいて、何事もなく無事、想定内に終わったとしたら、それに越したことはありません。「準備なんかして無駄だった」などと言うのではなく、無駄になったことを喜べばいいのです。

ルール6. “言葉の使い方”を少し変えて、脳をだます

言葉と心、そしてパフォーマンスには深い関わりがあります。

思考をつくるモトとなる言葉だからこそ、パフォーマンスを上げたいときにはとくに注意して使う必要があるのです。それが、たとえ脳内で発する、誰にも聞こえない独り言であってもです。

たとえば、

・ミスをしないようにいこう
・セカンドショットで池に入れないように、気をつけて
・緊張しないで頑張ろう

右の3つは、パフォーマンスを上げるためには、どれも使わないほうがいい「禁句」です。

この言葉を他人から言われるのはもちろん、脳内で自分に向かって発するだけでも、パフォーマンスの質がガクッと落ち、ときには重大なミスにつながることもあります。

一見すると、どれも、やってはいけないことを否定しつつ、注意を促したり、相手に対してエールを送っているので「よい言葉」にも思えるでしょう。なぜ、これらの言葉がパフォーマンスの質を下げるのでしょうか。

それは、「ミス」「池」「緊張」という言葉が入っているからです。

人間の脳は、顕在《けんざい》意識（自分で自覚できている意識）では否定語と肯定語の違いを理解できますが、潜在《せんざい》意識（自分で自覚できない意識）ではその判別がつきません。

「ミスをしないように」と言われると、潜在意識のなかでは、「ミスをしない」の「しない」という部分は意識できず、ミスをするイメージだけが湧きます。「池に入れないように」の言葉も同様です。「入れない」に意識がいかないので、池という言葉だけが潜在意識で強くイメージされ、池に入れてしまうことがよくあります。
そして、ミスしてはいけないと思えば思うほど、ミスする場面が浮かんできて、体は萎縮してしまい、よい動きが取れなくなってしまいますし、同様に、池に入れてはいけないと思えば思うほど、池を意識してしまい、体がうまく動かず、池に入れてしまうようになるのです。
「緊張しないで」の言葉も同じです。そう言われると、潜在意識では否定語が落ちて、「緊張」という言葉だけが浮かびあがり、固くなってしまうものなのです。

「ミスをするな」ではなくて「成功させよう」。「池に入れるな」ではなくて「フェアウェイ右側を狙おう」。「緊張するな」ではなくて「リラックスしよう」が正解です。

チームのメンバーなどに対して注意を促すとき、誰かにやってほしいことがあるときは、「○○しないでください」でなく「○○してください」「○○してくれたらうれしい」と、やってほしいことを相手が受け取りやすいように肯定的な表現を使って伝えましょう。

そうすれば肯定的なイメージが脳を満たして、本番でも質の高いパフォーマンスができますし、また、ふだんの生活でもやめてほしいことをスムーズにやめてもらえるはずです。

これは、脳内で自分に対して発する言葉でも同様です。

いつでも「成功した姿」をイメージできる言葉を使って物事を考えることで、潜在意識によいイメージを刷り込むことができると、体の動きやパフォーマンスの質が上がります。

ルール7. 心を整える「呼吸・表情・姿勢」とは

今日という日のため、これまで何日もかけて準備をしてきた。体調も整え、コンディションも悪くない。やれることはやり、準備万端整えたはずなのに、いざそのときが迫ってくると、緊張して心がザワザワしてくることもあるかもしれません。

この状態をそのままにしていると、「失敗したらどうしよう、失敗したら……」などと不安になり、その不安に心が揺さぶられてしまいます。心が揺さぶられて不安定な状態では、本番で力を出し切ることができません。

早いところ心を鎮めて、落ち着かせておく必要があるのです。

心を落ち着かせるための最も簡単な方法が、「呼吸をただただ感じる」という呼吸

瞑想です。

まず、立っていても、あぐらでもよいので姿勢を正して目を閉じます。そして、息を鼻から吸って口から吐きます。その呼吸に意識を集中するのです。空気が鼻に入る感覚、肺に入る感覚、口から出る感覚をただただ感じます。呼吸に意識を集中することによって「失敗したら……」「間違えたらどうしよう」といった雑念がスーッと消えていきます。雑念から生まれる不安や恐怖といったネガティブな感情もシャットアウトできるのです。

胸のザワつきがおさまり、やがて消えていき、そして、少しずつ気持ちが落ち着いてきたら、静かに目を開けて終わります。はじめは3分程度から始めて慣れてきたら徐々に時間を延ばしましょう。

呼吸法には、吸う秒数や吐く秒数を決めておこなうものもありますが、まずはそれすらも意識せず、ただ、吸って、吐いてということだけに意識を集中してください。

はじめのうちは、すぐに雑念が浮かんでしまうなど、うまくいかないかもしれませんが、雑念が出てきたからだめだと評価したりせず、「〇〇と感じているな」と受け入れ、呼吸の意識へ戻ります。回数を重ねるにつれて少しずつ慣れてきて、自分なりにコツをつかめるようになるでしょう。

この方法は、試合まえなどの雑念が浮かびやすいときに、「ただ呼吸を意識する」だけで、集中力がグッと上がるといって、実践している選手が多くいるのです。


呼吸瞑想をするとともに、本番まえに意識を向けてほしいのが、「表情」と「姿勢」です。


心と体はたがいに密接に関係し、連動しています。たとえば、心が緊張すれば、筋肉まで硬くなって体がスムーズに動かなくなったりするのです。だからこそ、心をフラットな状態に整えることが重要です。

この場合は、心が体に影響を及ぼすケースですが、逆に、体もまた心に影響を及ぼしています。そのため、本番まえには表情を笑顔に、姿勢を正した状態にすることで、心もそれらに呼応して、よい状態にコントロールできるのです。

笑顔はつくり笑顔だとしても幸福感をもたらすエンドルフィンというホルモンが分泌されたり、脳の働きが活性化されるといわれています。これは、笑顔という体の状態に脳が反応して、「今、私はハッピーなんだな」と、いわば勘違いするためです。

また、今この場で、背筋を伸ばして両手を広げ「絶不調だ」と言ってみてください。そのあとで、背筋を丸めてうつむき、「絶好調だ」と言ってみましょう。どちらも、違和感を感じると思います。これもやはり、脳が姿勢に呼応して、心の状態まで変わるためです。

試合や重要な会議のまえなど、どうしても緊張しがちな場面では、あえてにっこりとして、背筋を伸ばしましょう。

そういえば、試合中は真剣そのものの表情の楢﨑選手も、控室ではいつも穏やかな笑顔を浮かべています。笑顔になることで、リラックスしようとしているのだと思います。

ルール8.「目的」と「目標」の違いを知る

「目的」と「目標」は異なります。

大事な試合やプレゼンなどをまえにして、この２つの違いを明確にすることは、本番発揮力を高めるうえで欠かせない要素となります。では、「目的」とは、「目標」とは、それぞれ何を指しているのでしょう。

「目的」とは「的《まと》」のこと、「目標」は的へたどりつくための「標《しるべ》」のことと私は考えます。目標の先に目的というものがあるのです。

たとえば、２０１１年サッカーの女子ワールドカップでの「なでしこジャパン」の目標は、メダル獲得で、その結果は優勝。見事に目標を達成したわけですが、彼女らはその先の目的をも見据えていました。

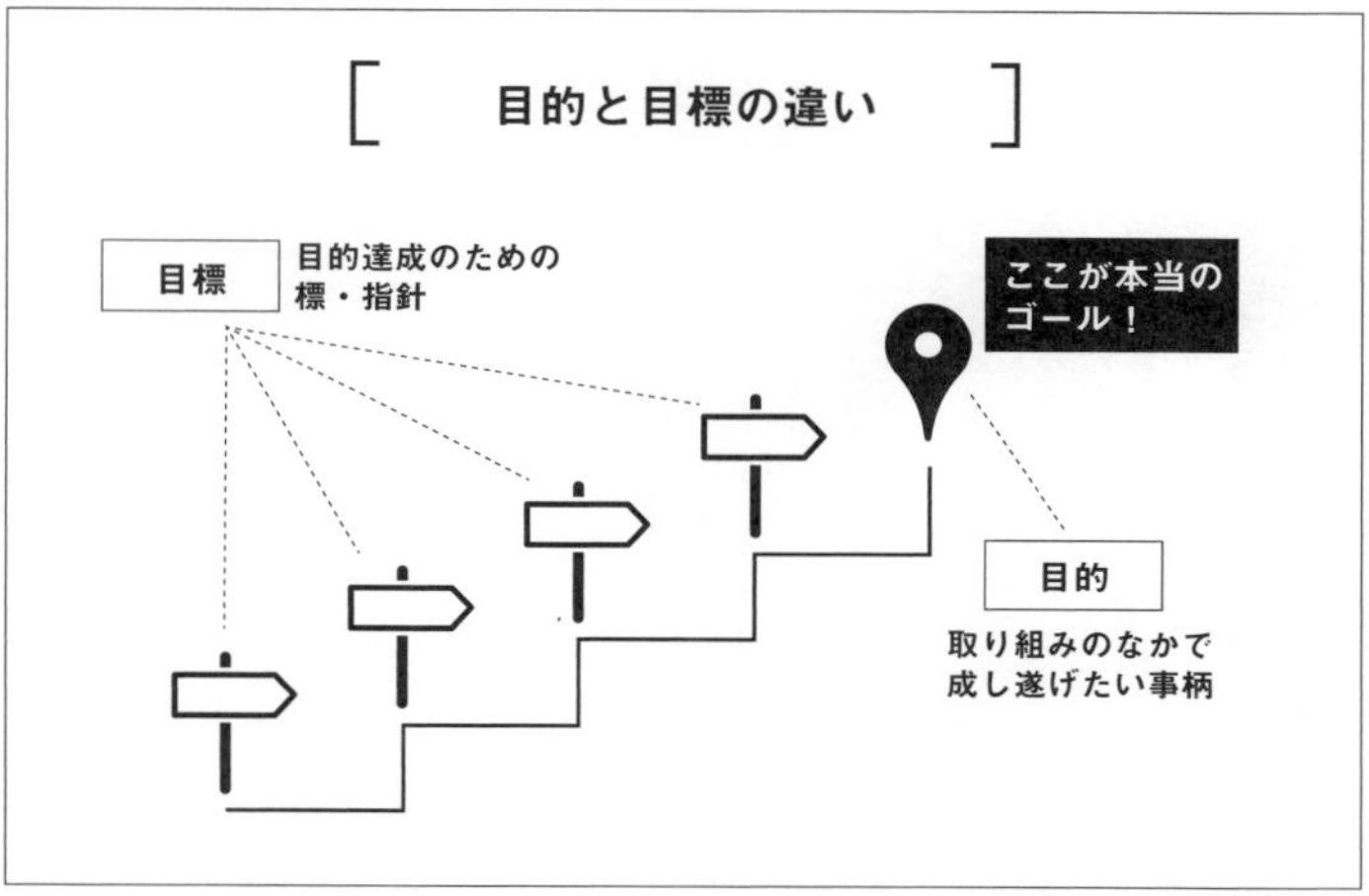

その年の3月、東日本大震災が発生し、1万6000人近い尊い命が奪われました。日本中が未曾有の大災害をまえに、いまだ悲しみに沈んでいた時期に開催されたワールドカップだったのです。なでしこジャパンがそのとき掲げた目的は、自分たちのプレーによって、東日本大震災の被災者の方々に、そして、日本に、元気と勇気をもたらすことでした。つまり、この目的を達成するために、メダル獲得という目標が必要だったわけです。

彼女たちは試合まえに被災地の映像を見ては、戦いに臨む気持ちを、つまり、目的を再確認していたといいます。また、試合後には、震災後の日本をサポートしてくれた世界中の方々に向けて、感謝の言葉を書いた横断幕を持ってグラウンドを回り、メッセージを発信していたのです。

彼女たちは目的を胸に秘めて戦ったからこそ、勝ちという結果にこだわりすぎることなく、自然体でのびのびと試合に臨め、世界屈指の強豪チームにもひるむことなくチャレンジできたのでしょう。

もし仮に、彼女たちがメダル獲得という目標を目的とみなしていたら、負けられないという重圧に耐え切れずに、優勝はおろか、3位以内に入ることもできなかったかもしれません。

もちろん、これは仮定の話ではありますが、実際、スポーツクライミングの野口啓代選手も目標と目的の違いがわかったことで試合への心構えが変わったと言っています。

「以前は、試合で優勝するという目標までしか見えていなかったのです。その頃は、優勝という目標を達成できたら、うれしいな、幸せだな、で終わっていました。でも、**勝つという目標の先に目的というものがあることを知ってからは、勝敗や順位ではなく、試合までの過程やパフォーマンスの内容など、コントロールできることにフ**

ォーカスし、取り組めるようになりました。それにより目標も達成できるようになったのです」

２０１９年8月、八王子で開かれた世界選手権での野口選手の目標は、日本人最高位になり、東京五輪代表内定第一号になることでした。

では、野口選手の目的は何だったのでしょうか。

彼女はこの世界選手権で内定が決まらなければ引退することを表明していました。最後の勇姿は東京五輪か世界選手権のどちらかと覚悟を決めていたのです。

「最後かもしれないから長く応援してくださった方々のまえで、過去最高のパフォーマンスをしたい。そして、できたらあと1年、東京五輪までクライミングがしたい。もっと登りたい」と、彼女は試合まえに話していました。

「自分のためにも、そして何より応援してくれる人たちのためにも、過去最高のパフォーマンスがしたい」これが、世界選手権での目的だったわけです。

その目的を胸に戦った結果、複合で銀メダルを獲得して、日本人最高位となり五輪代表内定を手にしたのでした。「過去最高のパフォーマンス」を目的に掲げたことで、試合中も、「負けたらオリンピックに出られない、どうしよう……」などといったことで不安にならず、最高のパフォーマンスができた。それが、結果的に「五輪代表に内定し、クライミングを続ける」という目標の達成に大きく貢献したことは間違いありません。

あなたも、ここ一番の大勝負のときには、目標だけでなく、その先にある目的を自分のなかで明確にし、本番でもその目的を心にしっかりと抱いてパフォーマンスをおこないましょう。かならずいい結果が待っているはずです。

ルール9. 1日1回のメンタルリハーサルを習慣にする

ルール5（69ページ）で、本番発揮力を高めるには「想定外」を「想定内」にしておくのが重要、そのためには、これから臨む本番の舞台を鮮明にイメージするのが大切だとお話ししました。

この**「本番を鮮明にイメージする」ことは、「メンタルリハーサル」と言われ、アスリートたちがここ一番の大舞台で、実力を100%出し切るために開発された手法です。**

トップアスリートたちの多くが取り入れていることから、今では広く知られるようになりました。

では、メンタルリハーサルはなぜ、どのように「効く」のでしょうか。

人は、初めての場所や初めての人、初めての経験では緊張するものです。ところが、同じ経験を何度かくりかえすうちに慣れてきて、だんだん緊張しなくなり、リラックスできるようにもなります。

このように、**経験を重ねるにつれて慣れてくる現象を、心理学では「馴化《じゅんか》」と言います。**

そして、ある特定の場面を何回もくりかえし思い描くことによって、馴化と同様の現象をもたらそうとするのが、メンタルリハーサルなのです。メンタルリハーサルをくりかえすことによって、脳は、イメージしたことをあたかも実際に経験したことのように思うようになります。

脳は現実の世界と想像の世界の違いを判断できないこともあるようです。

そのため、実際に経験しなくても、メンタルリハーサルをすることで、馴化と同様の効果が得られることになります。そのおかげで、何回も同じ舞台に立ったことのあるベテランのように、落ち着いてパフォーマンスができるようになるのです。

メンタルリハーサルの効果は多くのトップアスリートたちによって証明済みです。

たとえば、２０１４年ソチオリンピックで金メダルを獲得した羽生結弦選手は、飛行機のなかで、４回転ジャンプを成功させる自分を何回もイメージしていたそうです。イメージ通り、本番でも見事ジャンプを成功させました。

メンタルリハーサルをおこなうときのポイントは、五感や体感覚、感情など細部にいたるまでありありと思い描くことです。ぼんやりした、曖昧なイメージでは脳をだますことはできず、「馴化」は起こりません。

何が見えて、何が聞こえて、体の感覚はどんな感じで、どんな気持ちなのか、を感じ取るのです。

そしてイメージするのは、こうありたい、という自分にとっての理想の場面です。

たとえば、スポーツであれば決めたい技が決まった瞬間や表彰台の上で感激している姿であったり、ビジネスであれば、新商品発表会で商品にかける熱い想いを、相手を引き込むわかりやすい説明と身振り手振りで語っている自分の姿だったりするわけです。

その姿を何度も何度も、ありありとイメージします。そのたびに「成功体験」が少しずつ脳に刻まれることになり、馴化が起こって、たとえ初めての本番の舞台であってもまるで、経験を重ねて、場慣れした人間のように自信を持って臨めるというわけです。また、そのイメージのなかから気づきが生まれ、パフォーマンス向上のヒントが得られるのです。


ここで、ピアノの発表会を例に、メンタルリハーサルの具体的な方法をご紹介しましょう——。

まず目を閉じてください。そして、舞台に登場するところから、演奏し終わってお辞儀をして、最後に退場するまでの一連のシーンをイメージするのです。

五感を研ぎ澄まして、会場の拍手や、自分の弾くピアノの音色、静まり返った「シーン」という音も耳で感じ取りましょう。観客の顔も照明も、床の木目も目で感じ取り、舞台特有の匂いも鼻で感じ取ります。

ピアノの鍵盤にふれたときの指の感触、ペダルを踏むとき脚に入る力、体の重心の位置、呼吸の様子……。

そして、何より、そのときどきの感情やその変化を感じ取ることです。

舞台に出ていき、観客席から拍手が起きたときの高揚感を、演奏しながらしだいに自分が音の世界へと入り込んでいく感覚を、演奏が終わったときの歓喜と安堵と晴れがましさを、実際に演奏会に出ているかのごとく鮮明に、生き生きとイメージします。

プレゼンなり面接試験なり、自分にとって大切なイベントが決まったら、1日1回、寝るまえにメンタルリハーサルをおこない、本番が迫ってきたら、1日2回、3回と増やしていくとよいでしょう。そのなかでの気づきをもとに練習内容も工夫して変えていきます。

こうして本番を迎えた日には、あなたの脳はすでに何回も舞台に立った経験があるベテランだと、すっかり勘違いしています。そのおかげで、あなたは場数を踏んだ人間のように熱い心を胸に、けれど、心の整った状態、つまり、平常心を保ち、ふだん通りの実力を発揮できるでしょう。

ルール10. 原因をあえて探らず未来志向に徹底する

問題が発生したときにはその原因を探るのが大事だと思われがちです。しかし、問題が起きたときこそ、どうしてこうなったかよりも、「ここから何をしたいか」「何が本当の目的か」を再確認することが重要です。

この考えのベースとなっているのは、ベストセラー『嫌われる勇気』(ダイヤモンド社)で日本でもすっかり有名になった心理学者のアルフレッド・アドラーの心理学における「目的論」です。そして、目的論の対極にあると言えるのが、精神科医ジークムント・フロイトの「原因論」です。

フロイトは、何か問題が起きたとき、その原因を探ることで解決をはかる「原因論」を提唱しました。現在の状態や状況に陥ったのは過去に原因があるから、その原因を見つけて、それを取り除くことが重要だとする考え方です。

アドラーはそれに対して「目的論」を展開します――。

人はそれぞれ目的というものを持っている。問題が起きたときには、問題の向こうにあるゴール、つまり、その人の目的が何かを今一度認識し直し、その目的を実現させるべく問題に対処することで、現状を変えられると考えます。

つまり、**問題解決のためには、過去にさかのぼって原因を突き止めるのではなく、未来に目を向け、自分の目的とするものを知ることが重要であり、目的がわかれば、そこから自分が今現在、何をしたらいいかがおのずからわかるというのです。**

アドラー流の「目的論」は未来から現在の行動を決める、未来志向的な思想です。

このような未来志向的な考え方は、たとえ過去に多くの失敗や苦しみがあったとしても、未来に目的があるかぎり人は変われるし、成長できるという、アドラーの信念を体現するものと言えます。

では、原因に目を向けるフロイトの「原因論」には何か問題があるのでしょうか。

人は失敗すると、その原因を取り除こうと、原因を探りたくなるものです。原因を探ること自体、決して悪いことではありません。それどころか、サッカーでのパスミスや、ピアノのミスタッチなどといった技術的な問題は、原因を知ることなしに解決することはできないでしょう。

しかし、何かを発表したり、試合の真っ最中だったりという「本番」の最中に、原因を探るのは心にはよい影響がないと言えます。

また、心が大きくかかわるような事柄、たとえば人間関係や自分の性格に関係するようなことにおいて、原因を深掘りするのはあまり効果がなく、下手をすると、かえって質の高いパフォーマンスの妨げにもなりかねません。

なぜなら、原因を見つけ出したとき、その原因に圧倒されて、自信を失い、自己嫌悪に陥ることも少なくないからです。そうなると萎縮してしまい、問題解決のために踏み出せなくなることもあります。

たとえば、大口の契約が取れなくて悩んでいる営業マンが原因を探して、「一流企業の社員をまえにすると、おどおどしてしまい、うまく話ができないからだ」と気づいたとします。

その発見に、「ああ、原因がわかってよかった」と喜べる人は少なくて、大半が

「おれってダメだなあ……」と心のなかで呟《つぶや》いたり、自分を責めてひどく落ち込んだりするでしょう。

このような状態にあると、人はたいてい自分を全否定するものです。

コミュニケーション能力もあって、理論的な思考ができて、明るくて、感じがいいといった「能力」をたくさん持っている人でも、たった1つ見つけた弱点に引きずられて自分を否定し、それによって持っている能力も低下して萎縮してしまうわけです。

こうして自信を失い、自己肯定感を低下させている状態では、問題解決の糸口すらつかめないでしょう。行動すること自体が怖くなり、一歩を踏み出すこともできず、そのような自分にますます失望して、ますます動きが取れなくなるという悪循環に陥ってしまう可能性もあります。

目的にフォーカスした場合は、未来を志向しながら現状を変えようと前向きになれるのに対して、原因に目を向けることは、過去を見つめることであり、気持ちを落ち込ませ、状況を悪化させかねないのです。

では、「目的」にフォーカスするには、具体的にどのようにしたらよいのでしょう。

まず、「自分がどうなりたいのか、どうありたいのか」を探り、それをしっかりと

認識するのが大切です。

「自分が成し遂げたいこと」または、「こうありたい自分」というのを「目的」とし、あとはその達成のために、何をどうすればいいかを考えて、行動に移すのです。

たとえば、先ほどの営業成績が思うように上がらない営業マンが「目的」にフォーカスしたら、次のように考え行動できるようになるはずです――。

私の「目的」は営業成績を今の1・5倍に伸ばし、自分に自信を持つこと。そのためには、大口の契約を1つでも取るしかない。契約を取るには、大口の契約をくれる一流企業の社員のまえでも気後れすることなく、堂々とわたりあって商品のよさを伝え、先方にメリットを感じてもらう必要がある。

そのためにできることは何か、それを考えよう……。

まず、相手の立場に立ってニーズや状況を再整理し、プレゼンのためのシナリオをより説得力のあるものに、つくりなおそう。シナリオができたら、社内の人間のまえでプレゼンの練習を何度もしてみよう。

そうすれば、私より給料も、学歴も、スペックも高そうな社員たちのまえで自信を持って、堂々と話せて、彼らに納得してもらえるはずだ。さっそく取りかかろう……。

こうして、問題解決の方法が見つかれば、行動に移ることもできますし、「目的」に向かって一歩を踏み出すことができます。

「目的」の達成のために、自分のなかのクリエイティビティを全開にして考え、工夫するプロセスは楽しいものです。未来に思いを巡らせる、ワクワクするような経験となるでしょう。

「目的」にフォーカスするアドラー流は、人を幸せにします。

日頃から目的論で問題解決する習慣をつけていれば、それが脳の新たなクセとなり、いざ本番というときも楽観的、かつ前向きでいられます。

もちろん、ミスという「過去」に引きずられることも少ないでしょう。

このことが本番発揮力にプラスとなることは言うまでもありません。

ルール11. 焦りも不安も一瞬で消える「タイムトリップ」

本番では何が起こるかわかりません。

どんなに準備をしていても、本番でミスをしてしまったり、うまくいかなかったりする可能性はあります。

誰にとってもミスはこたえるものなのに、それが、勝負をかけた大舞台でのミスともなればうろたえて当然です。冷静に考えたり判断したりといったことができなくなるのが、ふつうです。

でも、このように浮き足立った心の状態を乗り越えて、フラットな状態に整え、平常心を保つことは、やり方さえ知っていれば難しくありません。

ミスをしたときにおこなってほしい心の整え方。それは、**「タイムトリップの3ステップ」**です。

ステップ1：俯瞰して客観視し、「現在」を受け入れる

ステップ2：「どうしたいのか」「どうありたいのか」という「理想の未来」を描く

ステップ3：「現在」に戻り、「今、どんな心で何をやるのか」を考えて実践する

具体的に説明しましょう。

たとえば、大勢の人のまえでプレゼンをしている最中に、突然パソコンがフリーズしシャットダウンしてしまったとします。そんなことが起きれば、胸がキュッとして、「どうしよう！」と焦り、頭が真っ白になるでしょう。

このようなときが、ステップ1の出番です。

まず、自分自身を俯瞰します。「第二の自分」になったつもりで、客観的に自分を

眺めるのです。

「資料、開かなくて、焦っているんだな」と、自分を眺めましょう。このとき、自分を責めたり、分析したりしないことがポイントです。自分は焦っている……。そのことに気づくだけでいいのです。

次に、焦っている自分を、パソコンが動かないという事実とともに受け入れます。いいも、悪いもありません。「今はそうなっているんだ……」とただ現状を受け入れるのです。

この「受け入れる」ということがとても大切になります。**受け入れられないかぎり、資料が開かないという事実からいつまでも離れられなくて、立ち往生して、一歩も先へ進めなくなるからです。**

どうして開かないんだろう、なぜあのとき確認しなかったんだろう、などと、この不幸な出来事のまわりをグルグル回るばかり。今、この時点でそのようなことを考えても、何の解決にもなりません。過去は変えられないのですから、時間の浪費になるだけです。

しかも、頭のなかが資料のことでいっぱいになっていれば、目のまえの聴衆の姿が

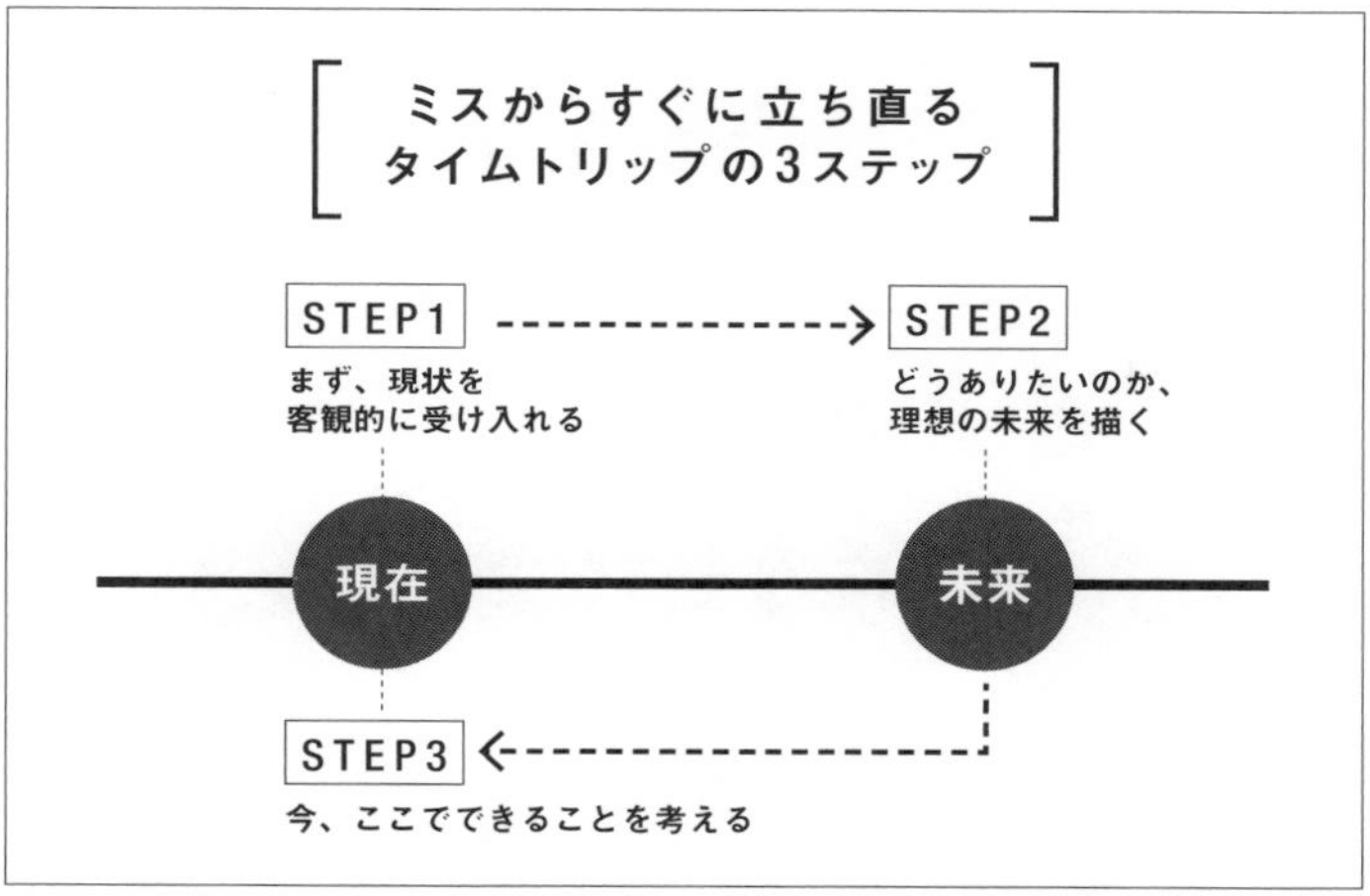
ミスからすぐに立ち直る
タイムトリップの3ステップ
STEP1
まず、現状を
客観的に受け入れる
STEP2
どうありたいのか、
理想の未来を描く
現在
未来
STEP3
今、ここでできることを考える

見えなくなってしまいます。

もし、どうしても受け入れるのが難しかったら、俯瞰するだけでもかまいません。それだけでも効果はあります。焦っている自分から距離を置いて、客観的に眺めるだけで、その気持ちから離れられ、ふしぎと落ち着いてくるものです。

そうなったら次のステップ2、「理想の未来」に進みます。ステップ1の「現在」から「未来」へタイムトリップするのです。

自分はこのプレゼンをどのようなものにしたいのか、「理想の未来」を描きます。

自分たちがマーケティングで得た結果を

発表することにより、この場にいる人たちに発見と驚きと感動をもたらすようなプレゼンにしたい……。

そのように未来のビジョンを確認できたら、最後のステップ3に歩を進めます。

ステップ3では、「未来」から「現在」にふたたび戻ってきます。

そして、今ここで、未来のためにできることを考え直します。

会場の人たちに発見と驚きと感動をもたらすためにはどうすればいいのか、それを考えるのです。

ひょっとしたら、資料を使わなくても、発見と驚きと感動をもたらす方法に気づくかもしれません。その場合は、資料のことは諦めてそのときの100%を出して一生懸命に話を続ければいいわけです。

でも、やはり資料の数字があったほうが、説得力が増すと思えれば、手元の紙の資料を読みあげてもいいし、手元にそれがなければ、記憶しているだけの数字を伝える方法もあるでしょう。

どちらの方法も、画像や動画を使ったプレゼンが幅を利かす昨今、会場の人たちには案外、新鮮に感じられ、わかりやすく思えるかもしれません。

ところで、以上の「タイムトリップの3ステップ」には「現在」と「未来」はありますが、「過去」がないことに気づかれましたか？「過去」にさかのぼって、今さら変えられない失敗の原因を探っても、うまくいかないからです。

本番で結果を出すために必要なのは、冷静に今を見つめる目と、未来・目的志向の心なのです。

ルール12. 失敗のとらえ方を変えると、未来が変わる

過去に手痛い失敗を経験すると、同じ失敗をくりかえすのではないかと不安になり、本番でもそのプレーを避けてしまう選手がいます。

また、会社の仕事でも、たとえば、食品のＰＲの仕事で失敗したことがあると、上司から、食品関連のプレゼンを任されただけで、不安に押しつぶされそうになってしまう人もいるでしょう。

このように過去の失敗によって心が乱された状態では、本番でのパフォーマンスの質も下がってしまいます。過去の失敗に影響されない心を手に入れるには、どうすればいいのでしょう。

まず大切なのは、「失敗を怖がらない、嫌わない」心構えを持つことです。成功したければ、失敗することが大切なのですから。

失敗することによって、多くの気づきがもたらされ、多くのことを学べます。失敗は成功するためのかけがえのない「財産」となりえますし、失敗は成功のための財産がつまった「宝の山」と言えるでしょう。

ですから、失敗を恐れてチャレンジしない人は、成功を手に入れることができません。つまり、失敗しないこと自体が失敗なのです。

ラグビーのワールドカップで日本チームを初のベスト8に導いたコーチのジェイミー・ジョセフは、就任当時、ミスを恐れて、本番のプレーでも消極的になっていた日本選手たちについて、「ミスを恐れることこそがミスなんだ」とＮＨＫのドキュメンタリー番組で語っていました。

ミスや失敗を恐れず、積極果敢に攻められるようになったことも、日本チームが史上初のベスト8まで進出できた大きな要因だと思います。

1回失敗しただけで萎縮して、これ以上の失敗を避けようと、消極的になっていては、失敗が失敗のままで終わってしまいます。

失敗が成功に変わるまで挑戦しつづけること。これこそが失敗という貴重な体験を成功体験へとつなげる唯一の方法です。そして、失敗への不安や恐怖を克服するには、失敗した事柄に何度でも挑戦すること以外に方法はないのです。

ただ、このような心構えを持っていたとしても、失敗はつらいものです。

そこで、失敗を成功へ導くための有効な考え方をここでお伝えしましょう。この方法は、メンタルコーチングの現場でも、おもに「試合のあとの振り返り」として、アスリートと一緒におこなっているものです。

①**まず、失敗した自分を受け入れる**

②**失敗したときのことを思い出し、「振り返り」をする。なぜ失敗したのか。どうすれば次は失敗しないのか――。冷静に考えて「気づき」を得る**

③**「気づき」をもとに、自分がどうしたいのか、どうしたらいいのか考えて、それ**

を実現するための「仮説」を立てる

④仮説を行動へ移す

行動に移したとき、また失敗するかもしれません。そうしたら、「振り返り↓気づき↓仮説↓行動」をくりかえします。それでもまた失敗したら、これをまたくりかえします……。

成功するまで、何回でもくりかえすのです。

このくりかえしによって、挑戦する頻度と挑戦内容が変わってきます。徐々に「質が高い失敗」へと変わっていくのです。そしていつしかできなかったことができるようになる。失敗体験があってはじめて、成功体験を手にできるのです。その過程と実感が楽しいはずです。

イチロー選手もインタビューで「失敗も間違いもなしでたどり着いたとしても深みは出ない。遠回りが一番の近道である。無駄だと思うことは無駄ではない」と言っています。

失敗から多くの気づきを得て、失敗から多くのことを学べたとき、あなたは失敗から抽出できるものはすべて抽出し尽くしたことになります。その失敗はもう用済みですから、ゴミ箱に捨ててしまいましょう。

失敗体験を成功体験に変え、失敗の記憶を捨て去ったとき、あなたは過去の失敗から完全に自由になり、新たなチャレンジに向けて踏み出すことができるはずです。

ルール11（98ページ）で、心を整えるには、「原因より、目的にフォーカスすることが大切」とお伝えしたので、失敗を振り返ることは、これまでの話と矛盾するのでは……？と思った方もいるかもしれません。

しかし、**原因にとらわれるのではなく、失敗の原因を知って目的のために生かせるのであれば、それはパフォーマンスの質を高める大きな力になります。目的ありきで、失敗を見るのです。**

とらわれず、客観視して、目的のために生かし、いらなくなったら捨てる。これさえできれば、原因を見つめることは「絶対悪」ではありません。

ルール13.

「自己開示ワーク」で、チームの本番発揮力が変わる

これまでは、結果を出すための「個人の心の整え方」についてお話ししてきましたが、ここでは、チームとして、ここ一番の大舞台で結果を出すために何が必要かを見ていきましょう。

みんなで一丸となって戦うスポーツはもちろん、企業のなかでも、チームを組んで仕事にあたることは多くあります。そして、そのチームで満足のいく結果をなかなか出せないこともあるでしょう。

その原因のほとんどが、コミュニケーション不足だと考えられます。

チームのメンバーのあいだで、本当の意味で、たがいの意思疎通ができていないのです。もちろん、業務に関する事務的な連絡やコミュニケーションはできているかもしれません。しかし、ここでの「意思疎通」はそのような意味ではありません。

本音で語り合うという意思疎通が取れないまま、なんとなくチームが集まって日々、業務をこなしているだけでは、一体感も信頼感も生まれにくく、チームとして一丸となって戦うことも、課題をやり遂げることも難しくなるでしょう。

このことは逆に言えば、コミュニケーションを取れるようになって一体感と信頼感が生まれれば、遅かれ早かれ、そのチームはすばらしい成果を出すようになるということでもあります。

その恰好の例が、私が２０１７年からメンタルサポートをしている神奈川県立相模原高校の野球部だと思います。

神奈川県立相模原高校は東大や京大の合格者を出すような進学校です。

公立高校のため、野球の名門私立高校とは違い、スポーツの推薦枠は当然なく、全国から優秀な選手を集めるようなことはできません。残念ながら、野球の名門私立高校の選手たちとの入部当初の実力の差は歴然としています。

グラウンドを使うのも他の部活と一緒。使えない日も多く、練習環境が整っているとは決して言えません。また、進学校ゆえに勉強もきっちりするので、練習時間も思うようには取れません。

その県立相模原高校がメンタルサポートを導入して約2年のことでした——。2019年夏の県大会で、神奈川県随一の強豪チームで松坂投手の出身校でもある横浜高校を準々決勝で、8対6で破ったのです。この勝利で、創部史上初の4強入りを果たしました。

前年の2018年には準々決勝までいっています。準々決勝の相手は甲子園大会の常連、東海大相模高校。強豪相手に9回表までリードしていたのですが、その裏、惜しくも逆転されてサヨナラ負けを喫しました。

県立高校が東海大相模高校と互角に戦い、最後までこの強豪校を苦しめたというので、当時、神奈川県だけでなく全国でも話題になったものです。

練習量も、野球の環境面でも、選手の才能でも到底かなわないはずの県立の受験校がなぜ横浜高校に勝ち、東海大相模高校をあと一歩まで追いつめられたのでしょうか。

かぎられた練習時間のなかで工夫して、質の高い練習を積み重ね、技術面で力をつけてきたことが大きいでしょう。けれど、それに負けず劣らずすばらしかったのが、彼らのメンタル面での成長と、それにともなって伸びたチーム力だと思います。

彼らは個々は自立して成長しながらもチーム内でコミュニケーションをしっかりと図って仲間を信頼し、一体感を持って戦ったのです。「束になって戦う」ということをテーマにおいて試合に臨んだ結果、自分たちの力のすべてを出し切れたのだと思います。もしかしたら、実力以上の力を本番で発揮したのかもしれません。

そして、年間5回、1回3時間ほどのメンタルセミナーが彼らのコミュニケーション力や信頼感、一体感を生み出す原動力になったと言っていただけたことを誇りに思います。

県立相模原高校野球部へのメンタルサポートでは、講義よりもディスカッションの時間を多くしました。さまざまなパターンのディスカッションをしましたが、そのうちの代表的なものが「自己開示ワーク」です。

「自己開示ワーク」では、2人1組になり、1人がコーチ役でさまざまな質問を投げかけ、あとの1人がそれに答えていきます。コーチ役は相手にまず「これまで野球をしてきて、一番うれしかったことは?」などの質問を投げかけます。

そして、相手が出す答えに対して「それはなぜ?」と、さらに質問を続けます。ここで大切なのは、相手の答えを評価、判断、分析しないこと。相手の気持ちに共感的に寄り添いながら、関心を向けつづけるのです。そうすることによって、相手の描いている世界をともに味わうことができます。

「これまで野球をしてきて、一番うれしかったことは?」という質問に対して、「逆転ホームランを打ったとき」という答えが返ってきたとしましょう。それに対して「それは、なぜ?」と、コーチ役が再度質問をすることで、相手は自分の潜在意識のなかに隠れている想いや感情などに気づけます。

「なぜ?」「なぜ?」と、どんどん質問を重ねることで、最後には、自分の大切にしている価値観や課題、願望などが見えてくるのです。このワークではプラスの話だけでなく、悔しかった話やつらかった話などもトピックにします。

一通り終わったら、役割を交代し、コーチ役だった生徒が質問を受け、答える側にまわります。

このワークを通じて、選手たちは自分自身でも気づかなかった心の奥底まで相手にすべてさらけだします。つまり、「自己開示」ができるのです。このことによって、選手たちのおたがいの距離がぐっと縮まり、一体感が生まれたことは言うまでもありません。また、このワークではペアで質問をし合ったあと、任意でチーム全体へも自己開示の話をシェアします。チーム全体で想いや考えをシェアすることで一体感がより強くなります。

これが、本当の意味での意思疎通です。ここまで深く知り合えたことで、風通しのよい風土が生まれ、チームが強くなるための戦略や戦術についても、皆で腹を割って話し合い、本音で議論を戦わすようになりました。

もし、あなたが率いている会社でのグループや、スポーツのチームなどがなかなか成果を上げられなくて悩んでいるとしたら、「自己開示ワーク」を試してみてはいかがでしょう。自己開示ワークを通してチームの心がひとつになり、その力が結集されたとき、チームはこれまでにない大きな力を発揮できるでしょう。

もし、ここまで読んで「これは、高校生だからできたんじゃないか？ 大人同士では本音はなかなか言えないよな」と思われた方がいたとしたら、まず、自分から誰かに向かって自己開示をしてみましょう。年齢は関係ありません。自己開示することで、何かが変化する可能性は大いにあります。

第3章

「自分会議」で、もっと本番に強くなる

心を最高の状態にする「自分会議」とは

「ここぞ」というときに、質の高いパフォーマンスをするには、心をよい状態に保つことが欠かせません。

しかし、ここぞというときだからこそ、「まえみたいに失敗したらどうしよう」「絶対に勝たなくては」と、過去にあった出来事や結果などにとらわれてしまい、心は萎縮してしまいます。

そのようなときに使える「心を整える方法」として、第2章でお伝えした13のルールがあるのですが、できることなら「何かにとらわれる自分」から根本的に脱却したいものです。

そのためにぜひやっていただきたいのが、**「自分会議」**です。

自分会議とは、その言葉が示す通り、「自分と対話」をするための会議です。

スポーツクライミングで東京五輪に内定した楢崎選手も野口選手も、私とのセッションにプラスして頻繁に自分会議をおこなっています。

2人とも自分会議という「自分との対話」のための時間ができたことで、自分自身をより深く知るようになり、そのことによってこれまで以上に心が整った状態で本番に挑めるようになったというのです。

自分会議ができるようになると、心を揺さぶる雑念や考えそのものが、少なくなってきます。つまり、「何にもとらわれない自分」に、少しずつですが、変わっていくことができるのです。

では、なぜ自分会議にこのような効果があるのでしょうか——。

そのことをお話しするまえに、まずは私がアスリートたちとおこなっている「メンタルコーチング」について知っていただきましょう。

自分一人でおこなう自分会議に対して、メンタルコーチングでは、コーチのサポートのもとに自分自身と向き合います。その手法の大枠は自分会議と大きくは変わらないので、メンタルコーチングを知っていただくことで、自分会議というものをよりビビッドに感じていただけることでしょう。

「メンタルコーチング」で本当の自分と向き合う

私がさまざまな種目のアスリートやビジネスマンにおこなっているメンタルコーチングは、世界中のトップアスリートだけでなく、シリコンバレーのCEO、日本の上場企業の経営者なども受けているといわれています。

では、メンタルコーチングとは、どのようなものなのでしょう。その理念や原理原則を理解していただくために、まずは、「コーチ」という言葉について解説したいと思います。

「コーチ」という言葉は「馬車」からきているといわれています。日本でも人気のブランド、COACH（コーチ）のバッグにも、馬車を象《かたど》ったエンブレムがほどこされています。

コーチ、つまり、馬車の役割は、「相手が望んでいる場所へ送り届ける」ことです。そこから派生し、クライアントに寄り添い、クライアントが目的地まで到達するのをサポートする役を「コーチ」と呼ぶようになったのです。

このように本来のコーチは、あくまで選手に寄り添いサポートする役ですが、コーチというと、選手に「こうしたほうがいい」「ああしたほうがいい」などとアドバイスや命令、指導をする人というイメージがあるのではないでしょうか。

実際、日本でもアメリカでも、多くの敏腕コーチが指導者として、選手たちよりも強い権力や権限を握っています。

けれど、メンタルコーチングでは、コーチという言葉の本来の意味に立ちかえり、馬車がそうであるように、選手に寄り添って、選手が望んでいる場所へと彼らを送り届けることを、その役割とみなしています。

ですから、**メンタルコーチングでは、基本的にはアドバイスはしませんし、批評**

も、評価も原則的にはおこないません。

良質な質問を投げかけて、それに対する選手の答えを共感的に聴き、そして、その答えに対して、また質問を投げかける……。これを続けていきます。

コーチと選手とのあいだに上下関係はなく、たがいに対等な関係にありながらも、「主人公」はあくまでも選手であり、コーチはサポーターという位置づけになります。

つまり、このように「寄り添いの関係」を守ることが、メンタルコーチングの基本原則だと私は考えています。

寄り添いの関係の重要性を伝えた心理学者が、先ほどの「目的論」の提唱者、アルフレッド・アドラーです。アドラーは人間の精神・心理について深く研究するなかで、「世の中には多くの悩みを抱える人がいるが、実は悩んでいる人自身がすでに自分のなかにその答えを持っている」と、考えました。**答えはその人のなかにあり、その人のなかにしかない、したがって、専門家が上から目線で悩んでいる人のために答えを導き出す必要もなければ、アドバイスをする必要もないと考えたのです。**

どういうことかというと、多くの人は答えや答えのためのヒントを持ってはいるけれど、自分では気づいていなかったり、忘れていたり、そこにアクセスしたことがなかったりします。そこで、専門家がさまざまな質問を投げかけるわけです。

悩みを抱えた人はそれらの質問に答えていきながら、自分の心のなかを深く掘り下げていき、そして、ついには自分の心の奥底にある答えを見つけるという考え方です。

この考えはコーチングにも通じると私は思います。選手はコーチから投げかけられる質問の答えを考えて探す過程で、潜在意識の領域にあるものを意識化でき、今までにない気づきを得て、行動へつなげることができるのです。

コーチは主人公である選手に寄り添いながら、選手が答えを見つけ、気づきを得るためのサポート役というわけです。

さらにメンタルコーチングのセッションでは、アドラー心理学の「課題の分離」という考え方も大切にしています。

「課題の分離」とは、文字通り、自分の課題と他者の課題を切り離すという意味であり、言い換えれば、**自分が他者の課題に踏みこまないかわりに、他者にも自分の課題に踏みこませないようにする**ということです。

メンタルコーチングでサポートしているとはいえ、クライアントである選手の課題に土足で踏みこんではいけないと考えます。土足でクライアントの課題に踏みこむことは、課題の分離に反する行為ですし、それ以上に、クライアントの成長する機会を奪いかねないと考えるからです。

人は、自分で何度も考えてようやく出した答えに対しては、全幅の信頼を寄せることができます。そのため、その答えを実行に移したときには、少々のことでは揺らぐことのない、確固とした自信に満ちたパフォーマンスが可能になるはずです。

しかし、コーチがいちいち口を出したり、アドバイスしたりすれば、自分で考え、自分で答えを出す機会を選手から奪うことになってしまいます。

また、もし、自分で答えを出して失敗したとしても、自分で考えた結果であればしっかり受け入れられますし、失敗から何かをつかみ、学ぶこともできるのです。

2019年、クライミング世界選手権八王子大会でも、私は楢崎選手、野口選手に帯同しました。

最後の試合の前日、楢崎選手に「メンタルコーチングのセッションをしようか?」

と聞いたところ、「必要ないです。もう心は整っていますから」と言われたのです。

この言葉が私にはうれしくてなりません。楢﨑選手が自分一人で心を整えられるようになったということですから。


メンタルコーチとして私が目指しているのは、コーチがいなくても選手が自分一人で心を整えられるようになること。つまり、「自立する」ことです。

メンタルコーチングのセッションを受けているうちに、選手は知らず知らずのうちに質問の仕方を体得していき、やがて、自分で自分に質問を投げかけられるようになります。

そして、それらの質問に答えながら、潜在意識まで心のなかを深く掘り下げていって、自分一人で気づきを得られ、心を整えられるようになるのです。

なぜ、自分会議では潜在意識を大切にするのか

メンタルコーチングのセッションで、最も重要なことは、相手（クライアントや選手）の潜在意識にアクセスすることです。**潜在意識まで深く掘り下げることで、その人自身が自分でも気づいていない考えや思いに気づいてもらうことが、一番の目的になります。**

これは、自分で自分に質問を投げかける、自分会議でも同様です。

意識には顕在意識と潜在意識があります。

顕在意識とは、自分ですぐに気づくことのできる、表面にある意識をいいます。一方の潜在意識は、顕在意識の下に潜む意識のことで、日々の生活では気づくことがで

きません。

顕在意識は意識全体から見れば、氷山の一角にすぎず、その割合はわずか5～10％で、残りの90～95％は潜在意識によって占められています。

巨大な意識という氷山の大部分が海面の下にもぐり、隠れているわけです。

私たちは自分自身のことであっても、意識できているのはたった5～10％、あとの90～95％は意識できず、気がつかないまま過ごしていることになります。しかも、**その90～95％のなかに、あなたの「本質」が隠れているのです。**

たとえば、あなたは「何のために仕事をしているのですか？」と聞かれたら、すぐに答えられますか？ たいていの人が不意を突かれて、答えられないはずです。仕事をすることが、あまりに当たり前になりすぎていて、「何のためも何も……」と口ごもってしまう人もいるかもしれません。

たとえ、すぐに答えられた人でも、大半の方が、「お金のために」「食べていくため」などといった表面的な答えでしかないでしょう。

「何のために仕事をしているのですか？」の問いに答えられなかったり、答えられた

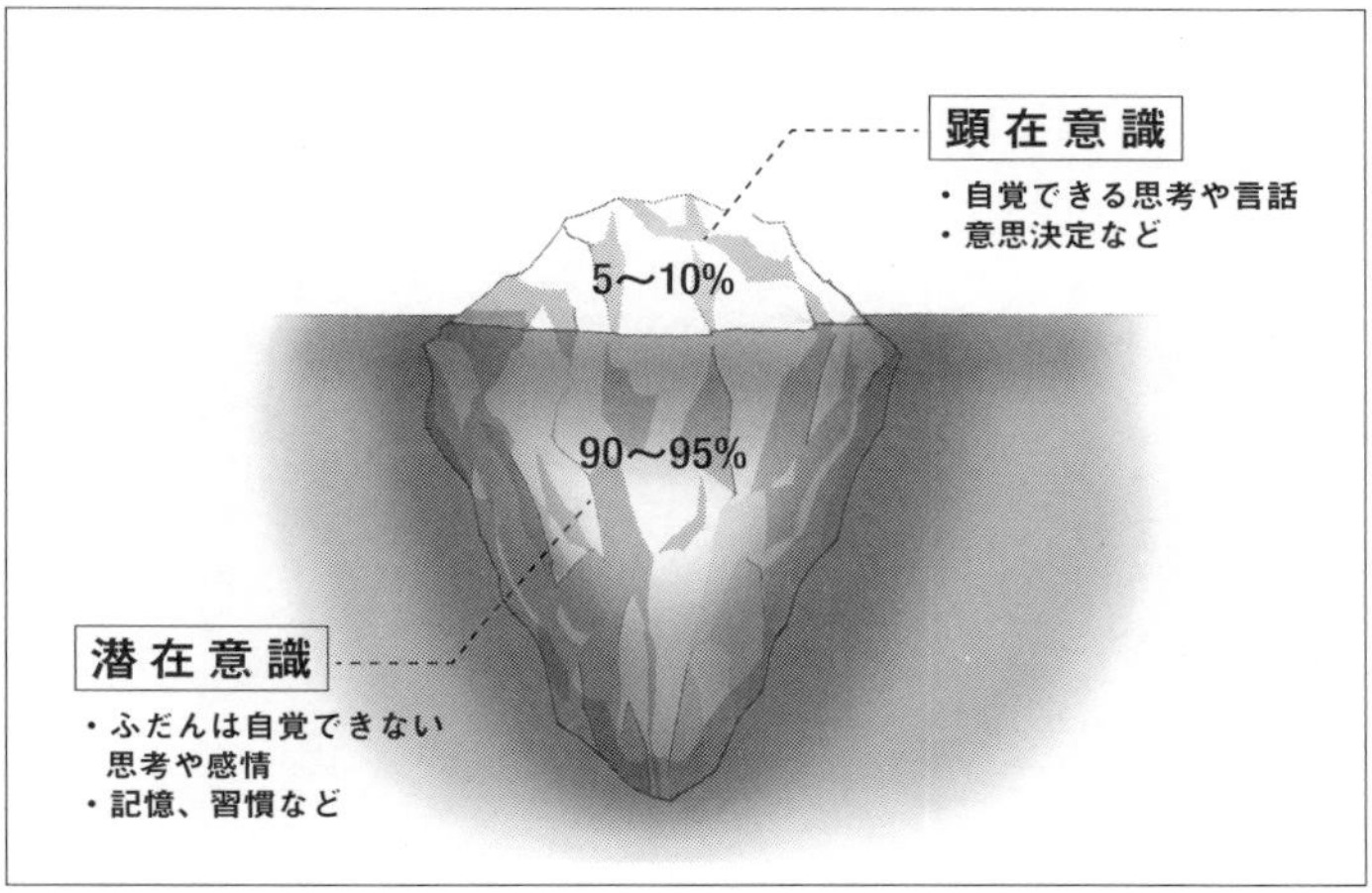

としても、「お金のため」など表面的な答えしか出てこないのは、より本質的で、より重要なことは顕在意識ではなく、潜在意識にあるからなのです。

たしかに私たちは、大金持ちでないかぎりは、働かなければ食べていけません。けれど、本当にお金のためだけに働いているのでしょうか。

自分は仕事を通して何を表現し、何を成し遂げたいのか、そもそも自分は何を大切に思い、どのような人間になりたいのか……。

ふだんの生活のなかでは意識できていない、そういった本質的な答えが、心を深く掘り下げて潜在意識にまで到達したとき、はじめて得られます。

メンタルセッションや自分会議をおこない、自分を深く知ると、お金のため以外にも仕事に何らかの意義をみいだしている、あるいは、みいだしたいと思っている自分に気づくことが多々あります。

そういった本質的なこと、つまり、潜在意識に存在している、自分の「価値観」や「ビジョン」といったものに気づけるようになると、心のありようが根本的に変わり、日々のパフォーマンスの質も、ここぞというときの本番発揮力も、劇的に高められるようになるのです。

自分軸で生きる強さが、質の高いパフォーマンスにつながる

自分は何を大切に思い、どのような人間になりたいのか……。

そういった自分のなかに眠っている本質的なことに気づくこと、つまり自分を深く知ることは、パフォーマンスの質を高めることにつながります。なぜでしょうか。

「本質的なこと」を説明するには、それに関連した3つの言葉、つまり、**「価値観」「ビジョン」「自分軸」**についてきちんと解説しておく必要があります。

まず、価値観とは人生において自分が最も大切にしている考えや想いを指し、ビジ

ョンとは、こうなりたいと願う自分の姿、理想像や未来像を指します。

理想像や未来像といったビジョンは、価値観に基づいて描かれます。

そのため、ビジョンだけを追い求めようとしても、大切にしている価値観が見つからなければ、「土台」がないのも同じ。地に足がついていない状態なので、自分が本当に望むビジョンに向かいつづけることはできません。

また、そもそもビジョンがないという方も多くいると思います。自分を知り、深掘りすることできっと何かが見つかります。ビジョンがなくて価値観だけでも推進力は弱くなってしまいます。

このように価値観とビジョンは車の両輪のようなもので、２つがセットになるとすばらしい力を発揮すると言えるでしょう。

この価値観とビジョンを統合したものが自分軸です。それは、自分という人間の核をなす「信念」であり、「志」と言い換えられます。

自分会議によって、自分が最も大切にしている「価値観」と、そして、何を望み、どうなりたいのかといった「ビジョン」を、潜在意識まで深く掘り下げて探ると、エネルギーが湧いてきて、行動の質が変わり、いい結果や成果が出るようになるのです。

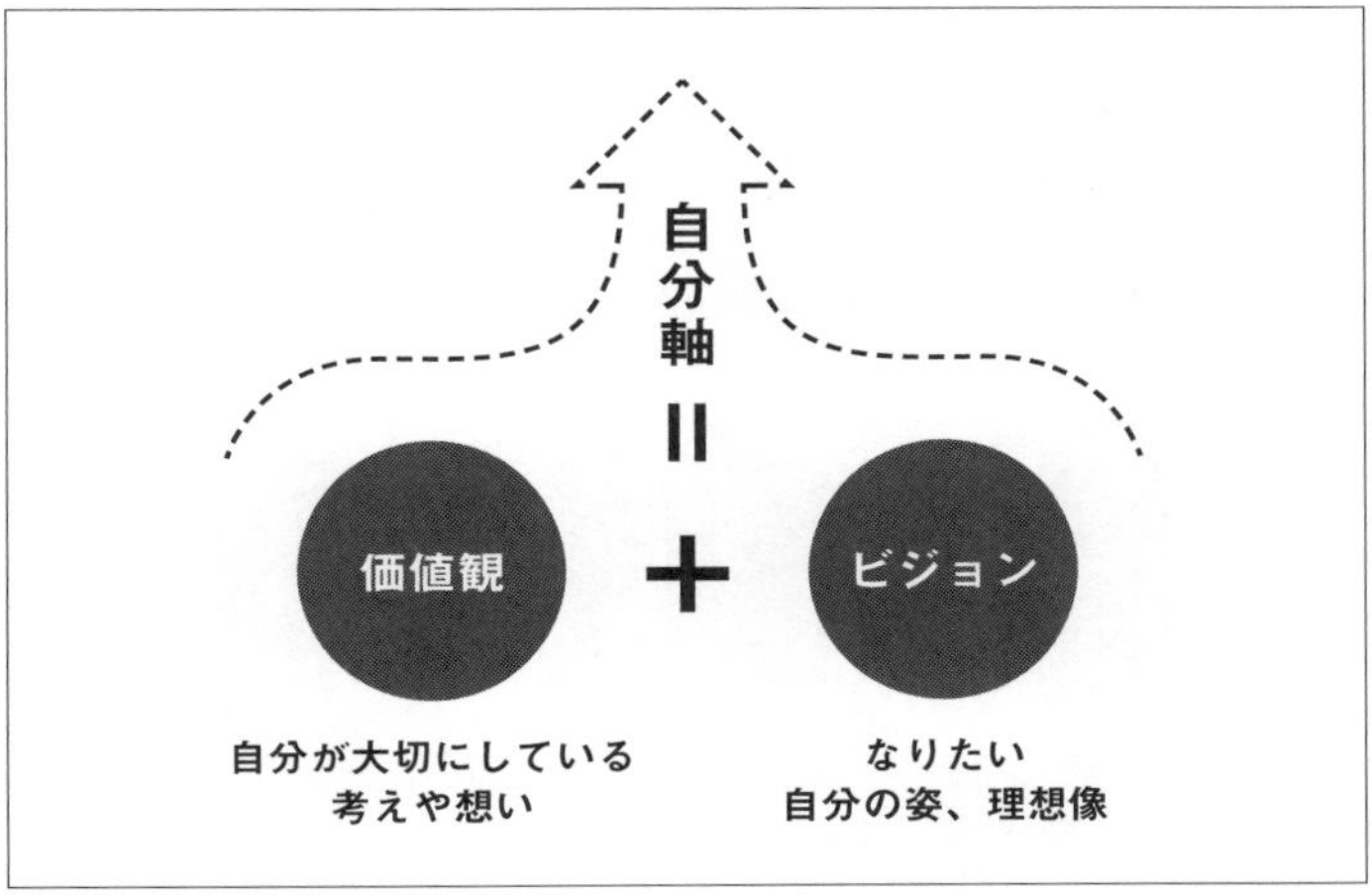

これが、価値観やビジョンを知ることが、質の高いパフォーマンスにつながる理由の1つです。

さらに、**自分軸がはっきりして自分の本当に望むことが明確になると、それ以外の雑念や他人や環境にとらわれることがなくなります。**

自分軸が明確でないからこそまわりの何かに心を揺さぶられてしまうのかもしれません。雑念が消え、心がよい状態になれば、パフォーマンスの質がよい方向へ変わります。そうすれば、結果は自然とついてきて、成長できるのです。

また、自分軸を持つことで、パフォーマ

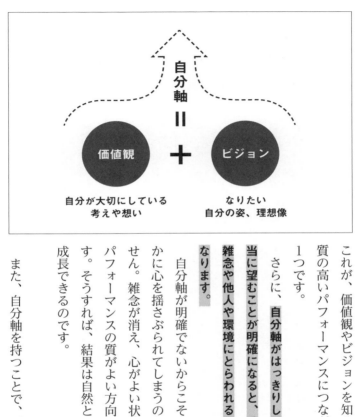

ンスの質が上がるのにはもう1つ理由があります。レンガを積んで壁や塀をつくる職人を例に考えてみましょう――。

決められた時間、ただ漫然とレンガを積むだけの職人と、皆の役に立つことを大切に思い（価値観）、素敵な家をつくって、そこに住む人たちを喜ばせる仕事をしたい（ビジョン）と考えている職人。どちらの職人の技術も同レベルだとしたら、あなたはどちらの職人に仕事を任せたいですか。

多くの方が「後者」と答えると思います。そして、実際に後者の職人のほうがいい仕事をすることは、ほぼ間違いありません。

自分軸（価値観＋ビジョン）を持って仕事をする彼は、自分の仕事に誇りと喜びを感じているはずです。そして、仕事をすること自体が楽しいはずです。

自分の仕事に誇りと喜びを感じ、楽しみながら作業をする職人は工夫もするし、また、視野を広く持って、レンガの壁や塀以外の部分との調和なども考えるはずです。

彼のモチベーションもパフォーマンスの質も、ただ漫然と仕事をこなしているだけの職人よりもはるかに高いことは、誰の目にも明らかでしょう。

このように、自分会議をおこない、自分軸（価値観＋ビジョン）をはっきりさせることは、取り組むことに対する自分の心構えを変えるという意味でも、パフォーマンスの質をグンと上げる効果を持つのです。

価値観やビジョンを考えるときに1つ覚えておいてほしいことがあります。

それは、他人や世の中でいわれる成功は関係ないということです。自分が自分らしくいること。自分がより輝くことを念頭において、価値観やビジョンを考えましょう。

私が経営する株式会社ブライトスターズは、パーソナルジムや整骨院を運営しています。会社の理念は「自ら輝き、世の中を輝かせる」です。スタッフ全員に、自分軸を持って生きるよう呼びかけてから、スタッフの仕事のレベルが上がり、皆、生き生きと日々の仕事に取り組めています。

自分会議で、できることは価値観やビジョン、自分軸を知ることだけではありません。自分会議によって、自分のパフォーマンスにおける課題に気づくことができ、その課題を克服するためにとるべき行動もわかるのです。

さらに、たとえばプレゼンでA案にするか、B案にするかで迷っているときに、答えを出してくれるという、より具体的なケースにも応用可能です。しかも、人生レベルの問題、たとえば、今の会社を辞めるかどうか、故郷に帰るかどうか、といった人生の岐路に立ったときにも自分会議を開けば、自分の感情や想いに気づけて、後悔のない決断を下す手助けにもなるのです。

さまざまな場面に使える自分会議。でも、実際にやってみるのは難しそうだと感じた方も少なくないでしょう。実は、コツさえつかめば、誰でもできるようになります。ここからは5つのワークを通して、自分会議の具体的なやり方をお伝えします。

5つのうち4つのワークでは、最後に行動プランを考えるステップが用意されています。成長するためには、自分会議で得た「答え」を行動に移す必要があるからです。

この最終ステップでは、ハードルの高い行動プランが出てきて、そのとき、「自分にはできそうもない……」と怖気づくかもしれません。そのようなときには、その目標の地点までをいくつかの段階に分けて、1つひとつクリアしていきましょう。とにかく、小さな一歩でよいので踏み出すのです。すると、次の二歩目も案外簡単に進めます。こうして一歩一歩進んでいけば、かならず頂上の高みに到達できる日がくるでしょう。

実践！「自分会議の5つのワーク」

ここからは、スムーズに自分会議ができる5つのワークを紹介します。

1 価値観を知るための「価値観出し」▼136ページ

2 価値観とビジョンがわかる「モデリング」▼142ページ

3 不安の解消に効果を発揮する「脳内スキャン」▼148ページ

4 解決するべき課題を知るための「課題発掘」▼154ページ

5 迷いを吹っ切れる「葛藤ワーク」▼160ページ

あなたが「おもしろそう」と思ったり、必要だと感じたワークから始めてください。

各ワークの最後には、空欄のシートも用意したので、実際に自分で書き込んでみましょう。まえもって何枚か空欄シートをコピーしておけば、自分会議をしたいときに活用できます。また、空欄のワークシートは、http://www.seishun.co.jp/totonoekata/にて、ダウンロードできるので、そちらもご活用ください。

用意するもの

・鉛筆かペン

ワークをうまく進めるためのコツ

・思いつくままに項目をあげていくタスクでは、制限時間をもうけておこないましょう。3~5分を目安に。

・自分と向き合いやすいように、一人になれる、静かな環境でおこないましょう。

Work1

価値観出し

自分軸に沿った行動をし、フラットな心で本番に臨むために、
自分が一番大切にしている価値観を知るワークです。

STEP1

テーマを決める

何について深掘りするか、そのテーマを決めます。仕事、競技、面接、プライベートのこと……。自分が力を発揮したいことに関連したテーマを選ぶほうがモチベーションも上がり、質の高い答えが導きやすくなるでしょう。

STEP2

書き出す

テーマについて、うれしかったプラスの出来事、悲しかった・悔しかったなどのマイナスの出来事の両方をそれぞれ3つずつ書き出します。

STEP3

順位をつける

「プラス」「マイナス」の出来事をそれぞれ、人生にとって影響の度合いの高い順に1位、2位、3位と順位づけします。

こんなときにおすすめ

・本番でどのように自分を表現してよいかわからないとき
・自分は何を大切にしているかはっきりしないとき
・行動の選択に迷ったとき

STEP4

深掘りする

「プラス」「マイナス」それぞれの1位を深掘りします。それぞれについて、プラスは「何がよかった？」マイナスは「何が嫌だった？」と質問しては答えることをくりかえしましょう。

▶

STEP5

気づく

深掘りを続けて、質問がなくなった時点での答えから、あなたが大切にしている価値観が見えてきます。「プラス」と「マイナス」とも同じような答えになることもありますし、そうでない場合もあります。価値観がプラスとマイナスで違う場合は、より影響力のあったと思えるほうを優先しましょう。

▶

STEP6

どう行動するか考える

自分の大切にしている価値観をもとにして、本番にどのような心がまえで臨めばいいのかを考えます。さらに、価値観を意識しながら戦術・戦略を練り、そして、取り組みやすい事柄から順に行動に落とし込みましょう。

▶具体例は次のページで！

Work1

価値観出し

具体例

どんな状態か

新商品の企画会議でプレゼンをする予定の社員。これまでのプレゼンは、すべて失敗。プレゼンを成功させるために自分会議に挑戦。

STEP1 テーマ決め

仕事について

STEP2 書き出す

プラスの出来事

- 自分の企画商品がバカ売れした ▼ 2位
- 上司に「成長したな」とほめられた ▼ 3位
- 消費者から「いい商品をありがとう」と手紙がきた ▼ 1位

マイナスの出来事

- 企画がたてつづけに何本もボツになった ▼ 3位
- 自分の手がけた自信の商品が売れなかった ▼ 2位
- 消費者から「あの商品は使いにくい」と文句を言われた ▼ 1位

STEP3 順位づけ

STEP4 これを深掘！

プラスの1位

消費者から「いい商品をありがとう」と手紙がきた

マイナスの1位

消費者から「あの商品は使いにくい」と文句を言われた

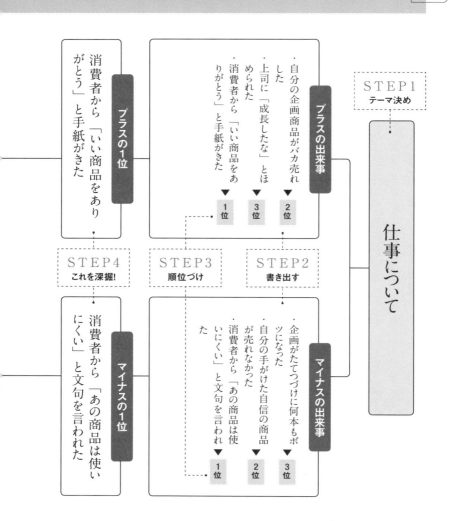

<POINT>プレゼンで力を発揮するには、自分の価値観に気づくことが先決。プレゼンそのものではなく、そのベースにある「仕事について」など、より大きな視点でテーマを設定するのがポイント。試合などでも同様。

(例)

- **1週間後の試合に向けておこなうとき→これまでの競技人生について**
- **就職面接に向けておこなうとき→これまでの人生で**

STEP6
行動を考える

エコが収益アップにつながることを示す資料を集め、提案を続けよう

STEP5
大切なこと＝価値観に気づく

よりよい社会にすること

価値観

何がよかった?
自分がよいと信じたエコ商品を評価された

何がよかった?
商品を通してエコへの想いを広められた

何がよかった?
世の中をほんの少し、いい方向に変えられた

何が嫌だった?
消費者の不満そうな顔が浮かんだ

何が嫌だった?
エコへの想いがひとりよがりに感じられた

何が嫌だった?
人の意識は簡単に変わらないなと無力感を感じた

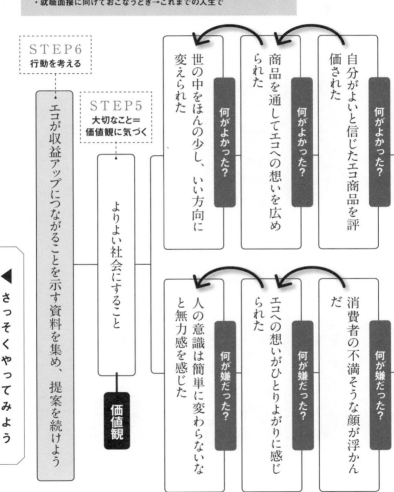

Work1

ワークシート 価値観出し

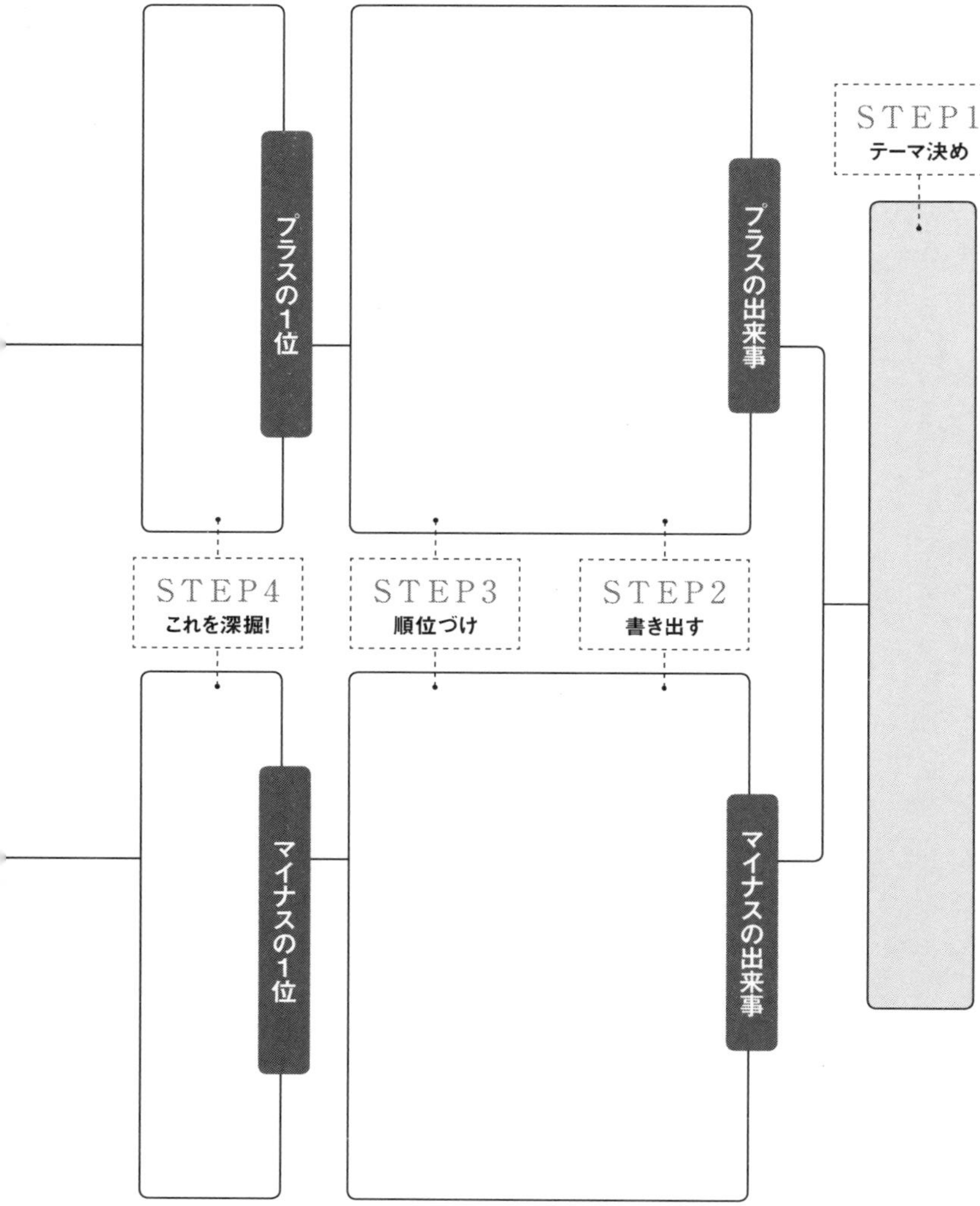

STEP6
行動を考える

最後の答えをもとにして価値観を見つけよう

STEP5
大切なこと＝価値観に気づく

プラスの１位を深掘

プラスの１位、マイナスの１位それぞれに対して「何がよかった？」「何が嫌だった？」と質問し、質問が出なくなるまで答えを書きつづけよう

マイナスの１位を深掘

価値観

※空欄のスペースが足りないようでしたら拡大コピーをしてご使用ください。

価値観をもとにして行動を決める

Work2

モデリング

尊敬する人物をモデルにその魅力を深掘り。
それがヒントとなり、自分の価値観やビジョンが見えてきます。

STEP1

尊敬する人物を決める

歴史上の偉人でも、起業家として大成功をおさめた現代のヒーローでも、アスリートでも、学校時代の恩師でも、また、両親でもかまいません。あなたが最も尊敬する人を一人だけあげましょう。

STEP2

魅力を書き出す

尊敬する人の魅力や長所など、あなたがその人に惹かれる理由を思いつくかぎり書き出します。考え方、行動、性格、容姿、声……。さまざまな視点から、思いつくまま、あげていきます。

STEP3

尊敬する理由を考える

書き出した内容を俯瞰して、自分がなぜその人を尊敬するのかを考えましょう。書き出したいくつかの魅力を統合し、尊敬する理由を短いフレーズで表現します。それがあなたの価値観とみなせます。

こんなときにおすすめ

・自分が大切にしていること、なりたい姿がイメージできないとき
・自分の大事な価値観をより具体的に知りたいとき

STEP4

どうなりたいかを考える

熱い心で仕事に邁進する姿、努力を重ねる無骨な姿、家族思いで子煩悩……。STEP2、STEP3で書き出した「魅力」や「尊敬する理由」を俯瞰しながら、あなた自身はそれらを受けて、どうなりたいか、自分のビジョンを描きます。

STEP5

どう行動するかを考える

自分の価値観とビジョンをもとに、日々何を意識して過ごすか、さらにプレゼンなどの「本番」を間近に控えている方は、そのときどう行動するかを考えます。「尊敬するあの人だったら、どうするだろう?」と想像しながら、行動計画を練るといいでしょう。自分にとってハードルが高い行動プランが出てきた場合には、今の自分でも少し背伸びすればできそうな行動を考え、それをまず行動に移すことです。

具体例は次のページで!

どんな状態か

新商品の企画。無難な線でいくか、新しいものに挑戦するか迷っている。

モデリング

具体例

Work2

STEP1
誰を尊敬する？

父親

STEP2
魅力を書き出す

・チャレンジング精神
・善意の人
・仕事熱心
・責任感が強い
・子煩悩
・冗談好き
・目の前のことを楽しめる
・自己肯定感が高い
・料理がうまい
・人当たりがいい
・聞き上手

STEP3
尊敬する理由は？

まわりの人を幸せにしつつ、自分の信念に忠実

価値観

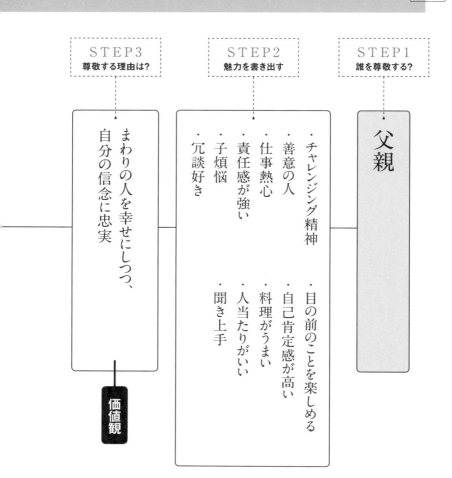

STEP4
自分は どうなりたい?

他人に責任転嫁をすることなく、失敗を恐れずに新しいことに挑戦しつづけたい

ビジョン

STEP5
価値観とビジョンをもとに どのように行動するか考える

次の会議では、これまでとは違う斬新な商品モデルに挑戦したい。

そのために、●月●日までに、関連する海外の資料にあたり、集めた資料を読み込んで、ヒントとなるものを見つけること。

プレゼンの際には、自分で責任を取るつもりで覚悟を決めておこなう

◀ さっそくやってみよう

Work2

ワークシート モデリング

STEP1
誰を尊敬する?

STEP2
魅力を書き出す

STEP3
尊敬する理由は?

価値観

書き出した魅力を
俯瞰して統合し、一
言で考えてみよう

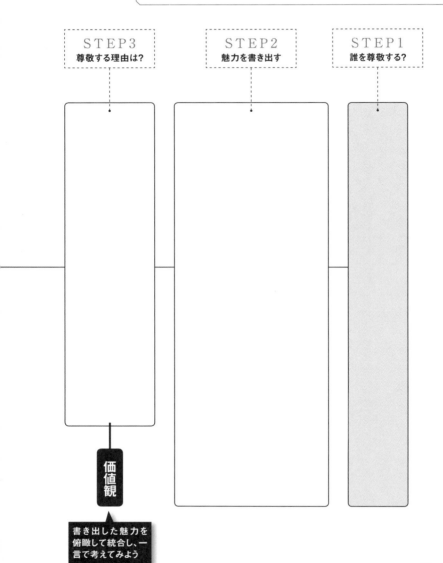

STEP5
価値観とビジョンをもとに
どのように行動するか考える

STEP4
自分は
どうなりたい?

ビジョン

魅力と尊敬する理由をもとに考える

※空欄のスペースが足りないようでしたら拡大コピーをしてご使用ください。

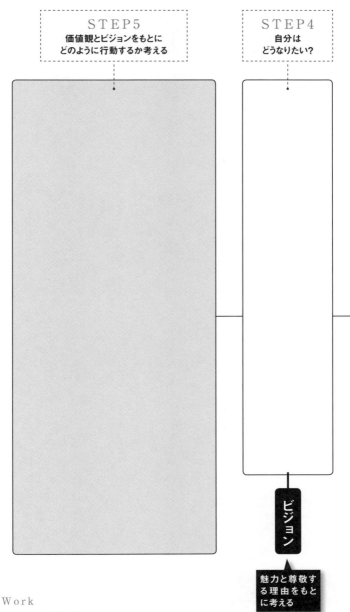

Work3

脳内スキャン

頭のなかにあるものを外へ出しましょう。
漠然と思っていることを明確化でき、考えを整理できます。

STEP1

書き出す

頭に浮かんでくることをアトランダムに書き出します。脳のなかを見るようなつもりでおこないましょう。制限時間は3～5分。ポイントはとにかく数をたくさん出すことです。「お腹すいた」「これやって変わるのかな」など、とにかく頭に浮かんだことをすべて出し尽くします。

STEP2

俯瞰する

書き出した項目をしばらく俯瞰します。離れたところから見ることで、頭のなかにある自分の想いや感情を客観視しましょう。

STEP3

気づきを得る

俯瞰しながら、気づきを得ましょう。気づきを得るための考え方としては「何が1番頭を占めているか」「コントロールできるもの、できないものは何か」「悩みや不安の根本は何か」「やりたいこと、やらなくてはならないことは何か」などがあります。

こんなときにおすすめ

・胸がザワつき、不安なときに。不安の正体をみきわめられ、心の平穏が得られます
・色々なアイデアや発想が溢《あふ》れて混沌としているとき

STEP4

どう行動するか考える

気づきを得ることで、物事の「本質」が見えて、やらなくてもいいこともわかります。それらを捨てて、気分がすっきりしたところで、やるべき行動を決めます。行動を考えていると、「それをやればいいのはわかっているんだけど……」というようなハードルが高い行動や計画ばかりが出てくることもあるでしょう。その場合は、ハードルを少し下げて、そこからスタートするのです。そして、徐々にそのハードルを上げていけば、自分が当初、思い描いた高いレベルにまで到達できることでしょう。

テーマを絞ってもOK

時間のないとき、何を知りたいかがはっきりしているときなどには、頭のなかから取り出す対象を「今の不安」「仕事について」など限定しても。

◀具体例は次のページで！

Work3

脳内スキャン

具体例

どんな状態か

第一志望の会社の最終面接試験が近づいているせいか、不安で眠れなくなっている状態。

STEP2 俯瞰する	STEP1 気持ちを書き出す

・圧迫面接されるかも
・当日、スムーズに会場に行けるか不安
・あがり症でうまく話せないかも
・ここも落ちたら、もう就職できない
・合格して、親を安心させたい
・何度も模擬面接をしたから、きっと大丈夫
・合格したらスーツを新調しよう
・今までやってきたことは正しかったかな
・この面接を突破したら安定した職につけるな
・なんで眠れないんだろ
・LINE返すの忘れてた
・就職浪人は嫌だな

STEP3
気づく

気づき1
「当日、会場までスムーズに行けるかどうか」
↓事前の対処可能

気づき2
「あがり症でうまく話せないかも」
↓企業理念に賛同していることに自信と確信を持ち、今の自分に自信を持とう

気づき3
「ここも落ちたら…などの不安」
↓自分ではコントロールできないことに悩むことはやめよう

STEP4
行動を考える

気づき1からできる行動
↓早めに家を出る、会場近くにホテルをとる、などの対策

気づき2・3からできる行動
↓自信を持ってありのままの自分で臨めるよう、価値観とビジョンを再確認。友人の前でロールプレイング面接を3回おこなう

Work3

ワークシート 脳内スキャン

STEP2
俯瞰する

STEP1
気持ちを書き出す

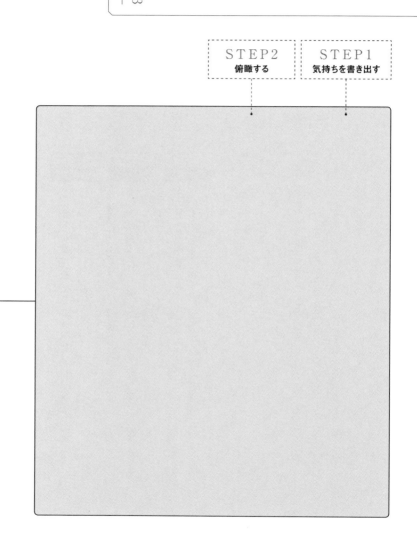

STEP4
行動を考える

気づきをもとにやるべき
行動を考える

STEP3
気づく

・何が1番頭を占めているか
・コントロールできるもの、できないものは?
・悩みや不安の根本は何か
・やりたいこと、やらなくてはならないことは何か
などをヒントに気づきを得る

※空欄のスペースが足りないようでしたら拡大コピーをしてご使用ください。

Work 4

課題発掘

理想と現状とのギャップを知って、
理想に近づくための課題を発掘し、行動を決定します。

STEP1

テーマを決める

スポーツなどの試合、会社での会議、面接試験、コンサートでの演奏……。あなたがパフォーマンスを高めたい対象をテーマにします。

STEP2

理想の姿を書き出す

決めたテーマにおいて、こうありたいと願う理想の姿を、3～4項目書き出します。具体的で、かつ、細かい技術的な内容まで含むものにするのがポイントです。

STEP3

現状の姿を書き出す

理想に対しての自分の現状を技術的なことも含めて、具体的に3～4項目書き出します。自分の欠点からは目をそむけたくなるかもしれませんが、現状を受け入れて書くことが大切。

こんなときにおすすめ

・今の自分に何が足りないのか、より具体的に知り、
これからの計画を立てたいとき

STEP4

「理想」と「現状」のギャップから課題を探る

3～4項目のそれぞれについて、理想と現状のあいだにはどのような違いがあるかを見て、それらを書き出します。これらの違い、ギャップがあなたの取り組むべき「課題」です。

STEP5

課題解決のための行動を考える

それぞれの課題を克服するためには、具体的に何をすればいいかを考えて、記入します。課題を解決できたときの理想像を思い描きながら記入すると、ワクワクしてくるはず。数値を交えた行動目標にすることでやるべきことがより明確になります。また、実行できそうな課題から取り組むとよいでしょう。行動することが億劫にならず、スムーズに課題解決ができるはずです。

具体例は次のページで！

Work4

課題発掘

具体例

どんな状態か

テニスを始めた会社員。テニス歴20年の先輩を理想にしている。本番でも勝てるようになりたい。

STEP1
テーマ決め

テニスのパフォーマンスについて

STEP2
理想出しする

理想の姿は……

・第1サーブの入る率が約9割
・腰を沈めて打つ確実なショット
・1時間半でもフォームを崩さず続けられる

STEP3
現状を出す

自分の現状は……

・第1サーブの入る率が約5割
・体勢が崩れ、ショットが定まらない
・30分で疲労しフォームが崩れてしまう

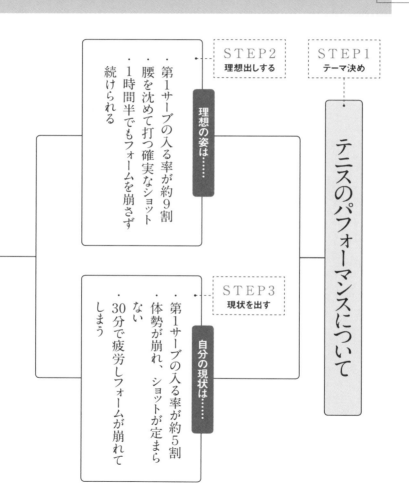

STEP4
ギャップは何か

理想と現状のギャップは…

①第1サーブの入る率の差が約4割で、打点が不安定
②体の安定感に差がある
③1時間のスタミナの差

課題

理想−現状＝課題

STEP5
課題解決に何ができる?

①の解決には?
動画を撮って打点やフォームを確認しながら練習。意識するポイントを明確にし、試行錯誤しながら
②の解決には?
自宅で週3回体幹筋トレ
③の解決には?
週1回は20分以上のジョギングをする

◀さっそくやってみよう

Work4

ワークシート 課題発掘

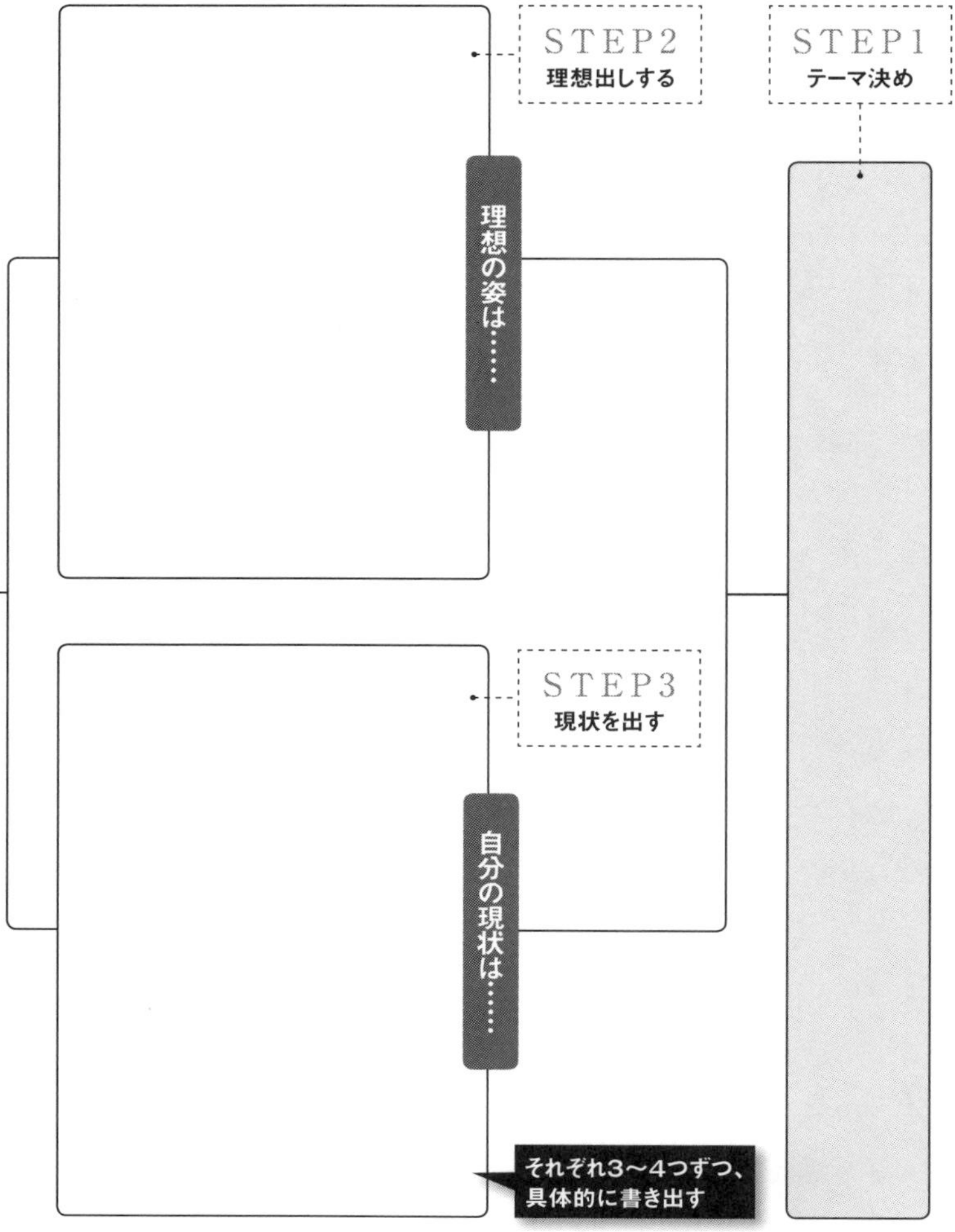

STEP4
ギャップは何か

理想と現状のギャップは…

課題

理想−現状＝課題

STEP5
課題解決に何ができる?

理想を描きつつ、やるべきことを明確にする

※空欄のスペースが足りないようでしたら拡大コピーをしてご使用ください。

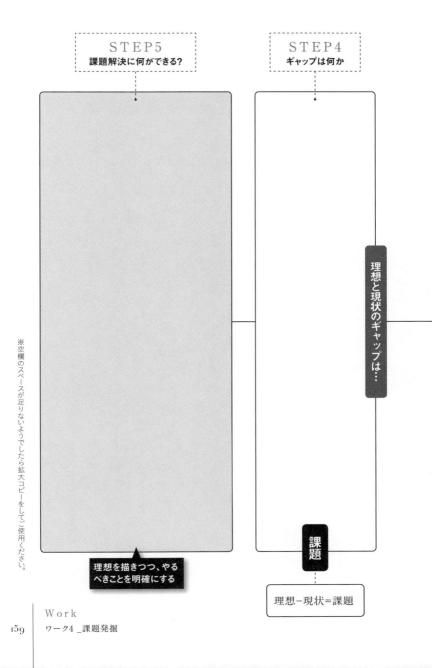

Work 5

葛藤ワーク

二者選択を迫られた場合、それぞれのメリットとデメリットを点数で評価。客観的な判断を望む人にうってつけ。

STEP1

選択肢を提示

どうしようか迷っているときには、選択肢がいくつか考えられる場合もありますが、ここでは、たがいに対立する2つの選択肢を決めましょう。

STEP2

メリットを書き出し、点数をつける

2つの選択肢のそれぞれについて、いい点、魅力的な点など、メリットと感じられることを5つずつ書き出す。すべてのメリットを俯瞰したあと、各メリットについて、自分の人生における重要度を0～10点で表します。直観的に点数を決めましょう。

STEP3

デメリットを書き出し、点数をつける

2つの各選択肢について、デメリットを3つずつ書き出します。自分の人生にとってそのデメリットがどれほどの意味を持つのか、その重要度を0～10点で直観的に評価します。

こんなときにおすすめ

・プレゼンなどでA案かB案かで迷ったり、人生の岐路に立ったときに。
気づきを得たうえで意思決定できます

STEP4

点数を集計する

2つの選択肢のそれぞれについて、メリットとデメリットの点数を合計します。それぞれの合計点と、並んでいる内容を俯瞰して、客観的に見てみます。

STEP5

気づきを得る

STEP4で俯瞰した内容をもとに、「これが大切だと思っているんだ」「これは意外に重要ではないな」などといったさまざまな気づきを得ましょう。

STEP6

決断する

気づきやメリット、デメリットの合計点、並んでいる内容を見比べて、最終的に決断を下します。2つの選択肢が拮抗している場合には、2つの折衷案を考えることもできるでしょう。

◀具体例は次のページで！

Work5

葛藤ワーク

具体例

どんな状態か

会社員の男性。郷里の友人から地元で仕事の誘いが。郷里に戻るか、このまま東京に留まるかで悩み、迷っている。

STEP1 選択肢を決める

A 実家に戻る

B 東京に留まる

STEP2 メリット出し&点数づけ

Aのメリット

- 自然が豊か…2点
- 食べものも酒もうまい…2点
- 子どもや妻との時間が増える…7点
- 満員電車に乗らなくてすむ…5点
- 両親の近くに住める…2点

Bのメリット

- 収入が多い…5点
- 好きな仕事を続けられる…8点
- 都会の緊張感と刺激が好き…2点
- 有名私立校などがあり、子育ての環境がよい…3点
- 交通の便がよい…3点

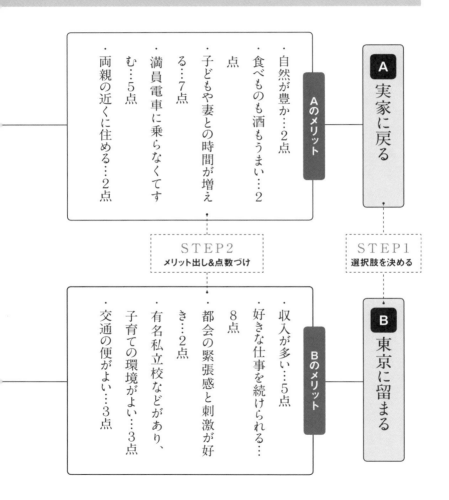

◀さっそくやってみよう

Aのデメリット

・新しい仕事はつまらなそう…7点
・収入が、少なくなる…6点
・東京よりも子どもの教育環境が充実していない…3点

Bのデメリット

・家族と過ごす時間が少ない…7点
・仕事が忙しすぎて疲れる…5点
・満員電車での通勤がつらい…4点

STEP3
デメリット出し&点数づけ

Aは

メリット……18点
デメリット…16点

Bは

メリット……21点
デメリット…16点

STEP4
点数集計

STEP5
気づく

好きな仕事をやれるのは大事。家族との時間は少ないけど質を上げよう

STEP6
決断

B（東京に留まる）にする！

Work5

ワークシート 葛藤ワーク

A

Aのメリット

STEP1
選択肢を決める

STEP2
メリット出し&点数づけ

A、Bのメリットをそれぞれ5つずつ書き出しそれぞれに点をつける

B

Bのメリット

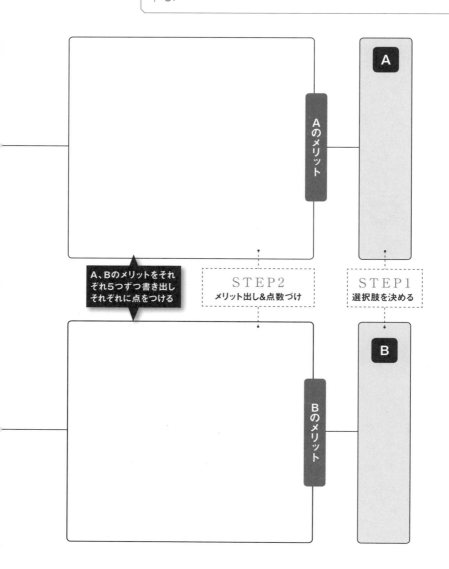

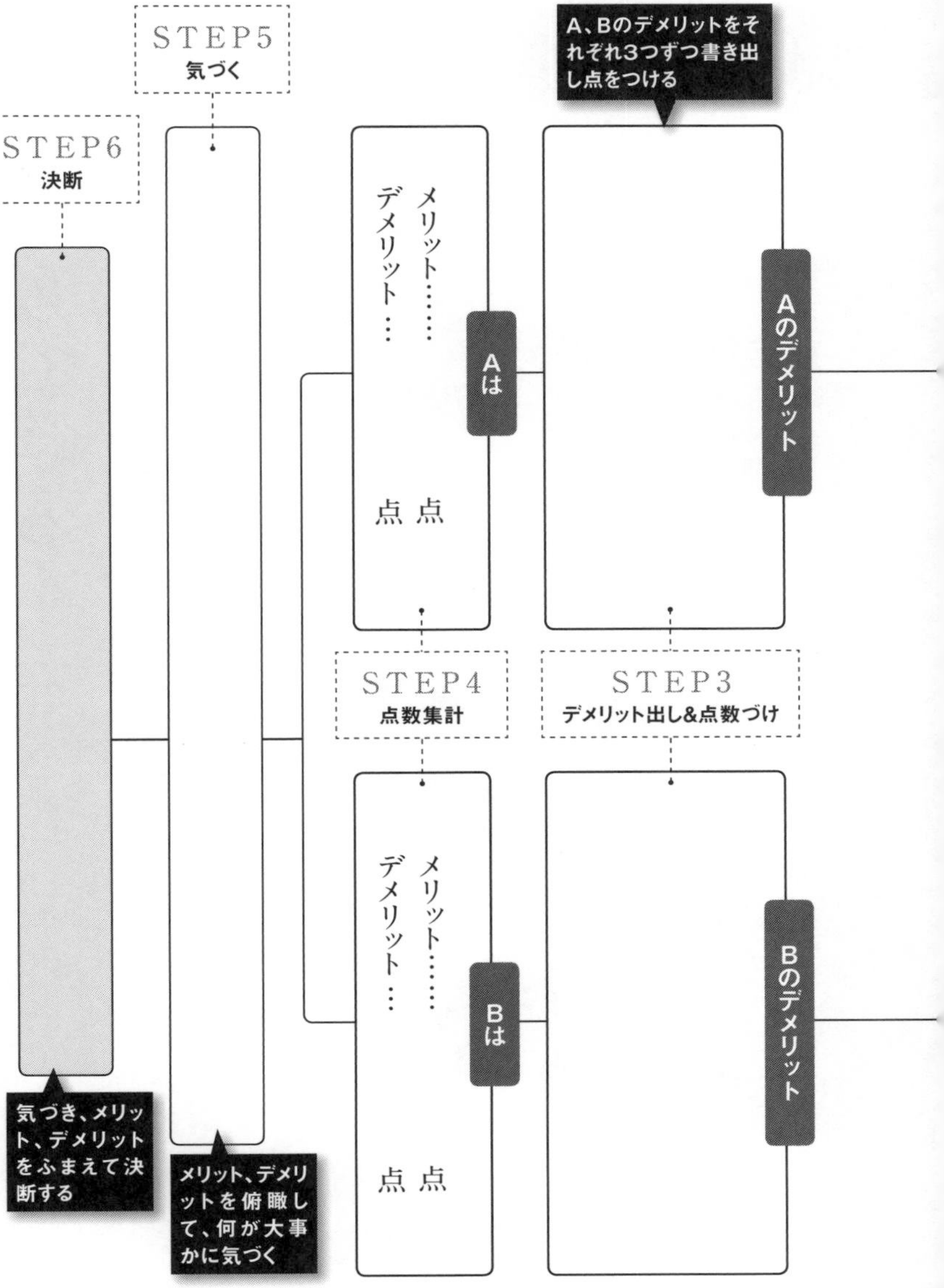

※空欄のスペースが足りないようでしたら拡大コピーをしてご使用ください。

今日からできる！1日5分のプチ自分会議

自分会議のワークはいかがでしたか。

ワークをやるためのまとまった時間がなかなか取れそうにない……という方におすすめなのが、これから紹介する1日5分のプチ自分会議です。

この自分会議は5分で終わる簡単なものなので、今日からすぐにでも始められます。寝るまえに、5分だけ時間を取り、ノートとペンなど書くものを用意して始めます。

やり方もシンプル。5分の間に、次の8つの質問に一言で答えるだけです。スマホのメモ機能やGoogleフォームなどを使っておこなうこともできますが、手書きのほうがそのときの感情が字に表れて見えるので、ノートとペンを使うことをおすすめします。

①今日の満足度は？（10点満点で）
②その理由は？
③今日の気づき、学び
④今日の自分のよかった行動
⑤今日のもったいなかった行動
⑥今日「ありがとう」と思ったこと
⑦今の感情とその感情が湧いた理由は？
⑧明日は何にチャレンジする？

この自分会議では、すべての質問にパッパッと思いつくままに、答えてください。悩んだり、時間がかかる質問はスルーしてかまいません。毎日やることなので、できるだけ自分の負担にならないように。やりつづけることで、潜在意識によりスムーズにアクセスできるようになっていきます。

答えを出したら、いったんすべてを受け入れ、そして、⑧の答え「明日チャレンジしたいこと」を明確にして終了です。

たったこれだけのことですが、これを毎日5分おこなうと、1日1日の充実度が変わります。私がサポートしているほとんどの選手には少し質問内容が異なりますが、同じようなプチ自分会議を毎日やってもらっています。

プチ自分会議と、試合まえの自分会議をおこなうようになってから、練習へのモチベーションが上がり、パフォーマンスの質は高くなり、結果も出せるようになったという声をよく聞きます。また、わが社のスタッフも何人か自主的に実践していますが、施術のレベルも上がり、そのせいか、お客様からの感動的な口コミも増えました。

スポーツクライミング日本代表の野口啓代選手も自分会議を続けていますが、あるとき続ける理由を聞いたことがあります。

「自分を見つめる時間がほしいんです。自分を見つめれば、自分のことがよくわかって、そうすると、自分を自分でコントロールできるように感じます。自分のことがよくわからないまま、ただ予定をこなしているのとはまるで違って、1日1日をきちんと意識しながら、密度の高い充実した時間が送れるから、自分会議をしたいと思うんです」

と、答えてくれました。

1日5分の自分会議をすると、毎日が充実し、自分のことがよくわかってくる……。野口選手は、自分会議をうまく使って、自分自身をより高みへと成長させることができていると、日々感じます。

第4章

人生も大きく変える

「自分会議」の力

自分会議で人生が豊かになる

自分と向き合い、自分と対話を重ねながら、潜在意識の深みまで心を掘り下げていく……。自分会議がさまざまな形で、本番発揮力を高めることをお話ししてきました。

しかし、自分会議が持つ力は、それだけではありません。

自分自身を知り、深いレベルでの気づきを得ることによって、人生そのものを大きく変えられるのも自分会議なのです。

イチロー選手や羽生結弦選手といった超一流のアスリートや、起業家として成功をおさめた経営者たちは、自分が何を目指すのか、何を大切にしたいのか、どのような人間になりたいのか……。そういった自分の価値観やビジョンを明確に把握しています。

だからこそ、それらを実現することに的を絞って、戦略・戦術を練り、行動することができ、その結果、成功をおさめられるのでしょう。彼らは生まれながらにして、自分会議の大切さを知っているのかもしれません。

しかし、それは超一流のアスリートや経営者だけにかぎった話ではありません。

自分会議を極めさえすれば、深いレベルでの気づきを得て、自分の価値観やビジョンを明確に描くことができます。

あとは、それらの価値観やビジョンを実現するための行動を始めるのです。そうすることによって、人生はより豊かで、充実したものに変わることでしょう。

少し考えて、ぱっと「わかる」類《たぐい》のことは、顕在意識にあるごく表面的な考えや感情にすぎません。

その下の**潜在意識の領域にあって、ふだんはアプローチできないもの、気づけないものにこそ、本当に大切にしているもの、本当になりたい自分の姿が、つまり、その人の「本質」が隠れているのです。**

そういった「本質」は、自分会議で心の奥底まで深掘りすることによってはじめて浮かびあがり、気づくことができます。

自分会議で得た答えは、他人からの借りものではなくて、自分自身が見つけたものです。自分に問いかけて考え、深掘りすることでようやく手にしたものであり、それらは、自分の心の奥底から湧きあがってきた答えなのです。

そういった答えだからこそ納得がいき、そして、心底、信じることができます。信じることができれば、迷うことなく自信を持って一歩を踏み出せますし、高いモチベーションを保ったまま、目的に向かって歩みつづけられるでしょう。

つまり、自分会議によって心の奥底から湧きあがってきた答えというものは、**自分を変えるための最大の原動力となるのです。**

自分会議によってはっきりとした、明確な形をとって浮かびあがってくる自分の価値観やビジョン。それは、よりよい人生を送るための礎《いしずえ》にもなりえます。

人は皆、こうしたい、こうなりたいという希望や夢を抱いているものです。今、希望や夢がなかったとしても、少なくとも子どもの頃は何かにとらわれず、自由に夢を抱いていたはずです。

けれど、それらが自分のなかで明確に意識されることはめったになく、とくに仕事に追われ、忙しい日々を送る現代人には、そういったことを改めて考える余裕もありません。

そのため、それらの希望や夢は輪郭のぼやけた、ぼんやりとしたものでしかなく、なかには、そのようなものが自分のなかにあることさえ気づいていない人もいるはずです。

このように自分のなかで夢や希望がはっきりした形をとっていなかったり、そもそものようなものがあることに気づいていなかったりする状態では、夢など追い求められるはずもありません。

ところが、自分のやりたいことがよくわかっていない人たちも、自分会議をおこなうことで、自分のやりたいことの輪郭がはっきりしてきます。

それは楽器を弾けるようになることかもしれない、小さなお店を始めることかもしれない、あるいは、起業して今までにないサービスを提供して世の中に貢献することかもしれません。

どのような自分になりたいのかが、ぼんやりとしかわかっていないのと、はっきりとしたビジョンとして描けているのとでは大きな違いがあります。

自分会議によって自分のビジョンを明確にできたとき、その目標のために何を、どうすればいいか、「作戦」を立てることもできます。

そして、その目標に照準を合わせ、その実現に向けてしっかりとした足取りで歩み出すことができるでしょう。

自分会議は、その人の人生をより豊かなものにする力を秘めています。

本質が見抜ける自分になれる

意識の90〜95％を占める潜在意識には、宝物のような大切な感情や想いが潜んでいるにもかかわらず、私たちはなぜそれらに見向きもしないで顕在意識にばかりとらわれているのでしょうか。

それは、おそらく、現代人が忙しすぎるためでしょう。

忙しすぎれば、「本質や価値観、ビジョンは大事かもしれないけれど、そのようなことを考えている時間があるなら、目のまえの資料整理を終わらせたほうがいい」などとつい思いがちです。

しかし、自分会議では物事の本質をとらえようと懸命になります。そのことがいつしか「習い性」となって、仕事をしていても、その仕事についての本質をつねに意識するようになるでしょう。

たとえば、自分会議をしたことがなかった頃は、上司に資料整理を命じられた場合には、きちんとそれを終わらすことしか頭になかったかもしれません。

資料整理よりも重要なことがあるのか、ないのか、それすらあまり考えません。

ところが、自分会議をおこなうようになると、仕事全体の本質に意識がいくようになり、すると、ときには資料整理がさして重要ではないことがわかってくるかもしれません。そうなったとき、資料整理を頑張りすぎないでいいな、などと思えて、とたんに気がラクになるでしょう。

しかも、その余った時間をより重要なタスクにフォーカスできれば、仕事のパフォーマンスは確実に上がるはずです。

自分会議を通じて、本質をとらえられるようになると、このように自分で判断して、手を抜くところは手を抜き、頑張るべきところでは頑張れる、メリハリの利いた、合理的で、効率のよい仕事の仕方ができる自分に変われるでしょう。

ところで、物事は次の4つに分けられることをご存じでしょうか。

「緊急で、かつ重要なこと」「重要だけど、緊急ではないこと」「緊急だけど、重要ではないこと」そして、「緊急でも、重要でもないこと」の4つです。

目のまえの資料整理を片づけることは、上司の命令なのですから、多くの人が「緊急で、かつ重要なこと」と思いがちです。そして、価値観やビジョンといった本質的なことを考えることは、「重要だけど、緊急ではないこと」に入れてしまうのです。

ところが、先ほどの資料整理の例を見てもわかるように、**実際には、緊急でないと思われている本質的なことをやっていれば、緊急にやらなくてはならない仕事を減らせることがしばしばあるのです。**

自分会議を通じて、まず本質を考えることを覚えると、物事の重要性と緊急性のとらえ方も変わってきます。

そのことが、日々の仕事の仕方だけでなく、家事や育児から学校の勉強、習い事、さらには他人とのつき合い方にまで影響を与え、それらの対処の仕方をいい方向へと変えることは言うまでもありません。

「自分軸」を見つければ、「自分の人生」を歩める

価値観とビジョンを統合したのが自分軸でした。

自分軸は人間が自分らしく生きるうえで欠かせないものであり、その人の全身を貫く背骨のようなものです。その「背骨」を世間の価値観に合わせてゆがめれば、それはもはや自分軸ではなく「他人軸」で生きることになり、自分らしさも、自分らしい生き方も失うことになってしまうでしょう。

自分らしく生きるということは、世間の常識や組織の価値観に振り回されることなく、自分軸を保ちつづけることにほかなりません……。「でもそれって、あくまでも理想論でしょ」そう思われる方も多いでしょう。現実の世界は厳しいのだから、価値観やビジョンに沿った生き方などできるはずがない、と。

もちろん、自分軸を貫きとおすことができない場合もあるでしょうし、妥協が必要なときもあることは重々承知しています。それでも、自分軸を持ちつづける気概が重要なのだと思います。

それによって、いつかは自分軸にかなう生き方ができる日がきっとくるでしょう。たとえば、女性たちをより素敵に輝かせたいと思っている、そんな価値観を持った若いファッションデザイナーの卵がいるとします。

彼女のビジョンは上質な生地を使って、ていねいに仕立てられた、長く着られる服づくり。しかし、就職したのはファストファッションのメーカーでした。

彼女自身、ファストファッションが日本人全体のおしゃれのレベルを引き上げたと思っていますし、プライベートではファストファッションの洋服を、自分のセンスでうまく着こなしています。けれど、仕事としては、子どもの頃からあこがれていた上質な生地やていねいな仕立てによる服づくりを目指したいのです。

このように、自分の夢と現実とが今の段階では一致してなくても、それでも自分軸は持ちつづけること。諦めないこと、自分軸を放棄しないことです。自分軸を持ちつづけていれば、仕事の合間に、デパートの高級ブランド店で洋服を見るなどして勉強しながら、ネットの採用欄をつねにチェックして転職先を探すこともできるでしょう。あるいは、ベテラン社員になったとき、高級ラインの部署の立ちあげを会社に提案して、熱い思いでプレゼンをして、その案が採用されないともかぎりません。

そういったあらゆる可能性も、自分軸を放棄した瞬間からほとんどゼロになり、あとは、「人生、こんなもんだろう」と諦めて生きていくことになるでしょう。これでは、自分の可能性に自ら蓋をするようなものです。

どのような状況でも自分軸を持ちつづければ、米粒のため、つまり、食べるために働く「ライスワーク」を、一生の「志事《しごと》」、「ライフワーク」に変えられる日がいつかきっとくるはずです。

今は意に沿わない仕事に就いていても、目指すべきビジョンがはっきりと描けていれば、その環境でできることに力を注げるはずです。そのためにも、自分会議をおこなう必要があります。そもそも自分が何を大切にして、何を目指しているのかを、つまり、自分軸を、明確に把握しておくことです。それは自分の心の奥底から湧きあがってくるものだからこそ、人生を変える原動力になります。

自分会議ができれば、失敗体験を成功に変えられる

自分会議は、失敗を成功へと変えることも得意です。

人生に失敗はつきものですが、失敗したときに、無理にでも忘れようとする人がいます。

けれど、忘れようとしても、完全に忘れることは不可能でしょう。心の片隅にその記憶は残りつづけて、何かのおりに顔をのぞかせ、胸がチクっと痛んだりします。

結局のところ、**失敗したことで負った心の傷は、その傷と向き合うことでしか、本当の意味で癒すことはできないのです。**

曖昧にしたまま忘れようとするのではなく、そういったときこそ、自分会議を開い

て自分と対話をしながら、未来に向けて今、何ができるかなどを探っていきましょう。自分と向き合えば、気づきもあれば、発見もあります。つまり、失敗から多くのことを学んで、次の成功へとつなげることができるのです。

たとえば、同じ部署の数人とお花見へ行くことになっていたのに、すっかり忘れてしまい、電話がかかってきてはじめて思い出したとしましょう。電話口では平謝りするしかありません。

電話を切ったあと、なんてドジなんだろう、いい加減なやつだと思われるだろうな……などと自己嫌悪に陥るのがふつうでしょう。そんなとき、落ち込みたくないからと、テレビのお笑い番組などを見て、無理にでも忘れようとしても、なかなか忘れられるものではありません。

そこで、自分会議を開きます。ここでは、98ページの「タイムトリップの3ステップ」が応用できるでしょう。

ステップ1で、まずは俯瞰目線で、失敗した自分を、そして、そのことでひどく動揺している自分を眺めて、「今はそうなっているんだ……」とただ受け入れます。このとき、自分を責めたり、分析したりしないことがポイントです。

次にステップ2では、「どうしたいのか」「どうありたいのか」という「未来」に向けてのビジョンを描きます。何かに夢中になっていても、約束したことをきちんと覚えていられる自分の姿がイメージできるかもしれません。

最後のステップ3で「現在」に戻って、こうありたいと願う自分になるために、どんな心で何をしたらいいのか、何ができるのかを考えて、実行に移すのです。「予定が入ったらスマホのスケジュールにすぐに入れて、前日に『通知』する設定にしておこう。これで、何があっても約束を忘れないで済む」。そう気づいたら、今日からそれを実行に移しましょう。これで一件落着です。


このように、未来に向けた対策ができれば、気持ちが自然に前向きになり、「約束を忘れない自分」を想像してはウキウキしてくるかもしれません。落ち込み状態からいち早く浮かびあがれますし、何よりも、二度と同じ失敗をくりかえさないための解決策をみいだすことができるはずです。

なお、翌日、会社へ行ったら、皆のまえで改めて謝罪することになるでしょう。そのとき、スマホのスケジュール管理のことも話せば、「二度と忘れないぞ」という本気度が伝わり、深く反省していることを相手に示すことにもなるかもしれません。

反対に、失敗するといつまでもクヨクヨと思い悩むタチの人もまた、同様の自分会議を開くことで、自己嫌悪と後悔の堂々巡り状態から早めに抜け出すことができるでしょう。

自分会議は心のなかを深く掘り下げるとともに、もう1つ特徴的なことが、自らを俯瞰して、客観視することでした。**自らを客観視できれば、自分のした失敗が、悩んでいるほど致命的なものではないと思えることもしばしばありますし、また、失敗を次に生かそうという建設的な考え方もできるようになるでしょう。**

ちなみに、会社で嫌なことがあったときなどにも、やはり自分会議で俯瞰することがおすすめです。自分を取りまく状況を客観的に見られ、それだけでもかなり気持ちを落ち着けられますし、ストレス解消にも役立つでしょう。

1日5分の自分会議で、幸せにも気づける

生きることに精いっぱいの現代人の多くは、ゴールがどこかもわからないまま、がむしゃらに頑張ってただ走って、走って、走りつづけているようです。

そのような現代人にこそ実践していただきたいのが、第3章の166ページでおすすめした、1日の終わりにおこなう「5分間のプチ自分会議」です。

私たちはともすれば、安易なほうへ、安易なほうへと流されていきがちです。そのような状態では、ただ惰性で生きているようなものでしょう。

しかし、その一方で、人間はいくつになっても、たとえ80歳でも、成長しつづけられる生きものであり、しかも、たった1ミリでもいいから変わりたい、成長したいと

いう願望を実は皆、持っています。そして、わずかでも変わり、成長できたと思えたとき、心は満足感と充実感で満たされます。

自分会議は人々の成長をあと押しする、きわめて有効な手段です。なぜなら、自分会議が自分自身を見つめる時間を提供してくれるからにほかなりません。

自分会議をすると、これまでただ過ぎさって、消えていくだけだった1日がさまざまな意味と意義を持って目のまえに浮かびあがってくるようになります。

わずか5分ではありますが、その時間は「振り返り」の貴重な機会となり、さらに、その振り返りが明日への新たな行動へとつながります。

たとえば、1日5分の自分会議のなかには、「今日の満足度は?」という質問があります。

この問いに対して、10点満点の3点という低い点数を出したとします。そして、「その理由は?」の問いには、「時間を大事にできなかった」「目的なくダラダラ過ごした」という答えが見つかったとしましょう。そこまで答えが出ていれば、「明日、チャレンジしたいこと」がおのずと見えてきます。「目的に沿った行動を明確にして時間を無駄にせず過ごすこと」が目標になります。自分会議をした翌朝は、まえの晩の自分会議での答えが頭にインプットされた状態で目覚めることになるので、時間を無駄にしないで行動することを意識し、自覚しながら1日を過ごすことができます。

そのような意識がない場合とはくらべものにならないほど、充実した1日を送れるはずです。

その晩、また自分会議を開いたとき、「満足度」が5点に上がっていたら、それは、あなたが時間を無駄にしなかったことの成果です。自分の頑張りや成長によって、1日の満足度が変わったのです。

そのわずかな「成長ぶり」に喜びと充実感と満足感を覚えることは言うまでもありません。「明日もまた頑張ろう！」と、モチベーションも上がるというものです。

このような毎日の積み重ねが人を少しずつ、少しずつ成長させます。

そして、先ほども述べたように、人間はいくつになっても変わりつづけ、成長しつ

づけられます。あなたが今、何歳であっても自分会議を開くことには、成長をもたらすという大きな意義があるのです。

人と比較して人に勝つのではなく、過去の自分に勝ちましょう。昨日の自分より1ミリでも成長すれば1年間で相当成長します。小さな変化を積み重ねていくことが一番の近道かもしれません。

「幸せはなるものではなく、気づくもの」という言葉があります。ところが、気づく力が弱いままでは、自分が幸せであることに気づけません。たとえば、暖かい部屋があり、かわいい犬がいて、そこそこ食べていかれても、その今の生活を当たり前のことのように感じてしまうのです。

「当たり前」の反対は、「有難《ありがと》う（そうそう有るものではない）」。

1日5分の自分会議には、「今日のありがとうは？」という項目もあります。

この項目を通して、自分に足りない面が見えるだけでなく、自分のまわりにある「喜び」や「有難いもの」にも気づくことができます。

自分会議を通じて、「けっこう自分は幸せなんだな」と気づいたとき、その有難さに、感謝の気持ちでいっぱいになることでしょう。

幸せに気づく力は、「感謝力」を高め、感謝力は人としての幅を広げます。幸せに気づかせてくれて、感謝の心を教えてくれる1日5分の自分会議。

それは、日々の充実と成長しつづける自分を目指しているすべての人たちへの最強のツールと言えるでしょう。

もし、自分会議がうまくいかないときはメンタルコーチを訪ねてヒントをもらってみてください。人生がさらに輝くきっかけになるかもしれません。

おわりに

最後までお読みいただき、ありがとうございました。心を整えることの大切さ、自分自身と向き合い、対話する自分会議の重要さをわかっていただけたことと思います。

最後に、私自身のピッチャーとしての経験について少々、お話ししましょう。

私が野球を始めたのは、小学生の頃です。小学、中学、高校、大学、社会人でもずっとピッチャーでした。そして、その頃の経験がスポーツメンタルコーチとしての今の私の原点となっているように思います――。

中学、高校ともなると、相手チームも試合中に野次ってきます。あの頃の私はひどく短気というか、ちょっとした野次にもカッとしてしまい、すると、かならずと言っていいほど打たれました。そのせいで、ひどく波のある選手だったのです。

監督から「ポーカーフェイスでいなさい」と何度注意されたことか……。「心が安定していないと、パフォーマンスも安定しないぞ」と、口を酸っぱくして言われたものです。

そんな私も今は、何があってもほとんど怒ることがありません。このように変わったのも、パフォーマンスを上げたい一心でおこなっていた「ある取り組み」が大きかったのだと思います。

それは野球ノートをつけることでした。毎日、練習や試合を振り返っては技術的なことだけでなく、そのときどきの感情や心の動きについても詳細に記すのです。振り返りの内容を翌日のパフォーマンスに反映させているうちに、野次られても冷静でいられ、また、ピンチになってもさほど動じなくなっていき、それにつれて、パフォーマンスも安定してきたのです。

考えてみれば、ノートに書くというのは、自分を知るための、私なりの自分会議だったのでしょう。ちなみに、あの頃、私の帽子のつばの裏に書かれていたのは、「闘魂」でも「闘志」でも「根性」でもなく、「無心」の文字でした。

ノートをつけるという「自分会議」によって、心を揺さぶられると、いいパフォーマンスはできないことに気づき、そのことを「無心」という2文字に込めたのだと思います。

私は小学生の頃からケガが多くて、整骨院の先生のところによく通っていました。ケガを治していただくたびに、感謝の気持ちでいっぱいになったものです。その経験から、ケガで力を発揮できないでいるアスリートたちをサポートしたくて、トレーナーの道に進みました。

最初のうちは、体のサポートだけでしたが、身近で彼らを見ているうちに、パフォーマンスを上げるには心のケアが欠かせないことを実感するようになったのです。いくつものスクールでメンタルコーチングの理論を学びました。それらの理論を基本にして私自身が日々、現場で感じ、学んだことを肉づけし、試行錯誤をくりかえし、アスリートや経営者の方、ビジネスマンにメンタルコーチングをさせていただいております。

本番で力を発揮できる自分になりたい、今よりも本番発揮力をさらに高めたい……。そう願っている方はぜひ今回紹介した「5つの自分会議のワーク」と「心を整えるための13のルール」を実践してみてください。心を整えられるようになり、きっと素敵な未来が待っているでしょう。

そして、自分会議で心の奥底にある価値観やビジョンを知ることによって、あなたの生き方や人生観までもが変わるはずです。

最後になりましたが、スポーツの価値、脳の使い方を教えてくださったスポーツドクターの辻秀一先生、コーチングの本質、自分軸の大切さを教えてくださった株式会社イノベイティアの平本あきお先生、コーチとしての在り方、スポーツメンタルコーチングの可能性を教えてくださった一般社団法人フィールド・フローの柘植陽一郎先生、夢・ビジョンを描く大切さ、人の可能性は無限大だと教えてくださった株式会社てっぺんの大嶋啓介先生など、さまざまな方の教えが基にあったからこそ、この本を書きあげることができました。深く御礼申しあげます。

また、楢﨑智亜選手、野口啓代選手をはじめセッションを通して私自身も成長させていただいているサポート選手の方々、私と会社を支えつづけてくれている株式会社ブライトスターズの仲間、いつも元気と勇気を与えてくれる家族にも、心より感謝します。

【参考文献・出典】

『トップ1%の必須常識「集中」と「リラックス」一瞬で〝脳〟を切り替える技術』辻秀一／著（大和出版）

『禅脳思考』辻秀一／著（フォレスト出版）

『PLAY LIFE PLAY SPORTS スポーツが教えてくれる人生という試合の歩み方』辻秀一／著（内外出版社）

『なぜ、あなたのやる気は続かないのか』平本あきお／著（青春出版社）

『フセンで考えるとうまくいく：頭と心が忙しい人のための自分整理術22』平本あきお／著、「元気が出る本」出版部／編（現代書林）

『成功するのに目標はいらない！――人生を劇的に変える「自分軸」の見つけ方』平本あきお／著（こう書房）

『最強の選手・チームを育てるスポーツメンタルコーチング』柘植陽一郎／著（洋泉社）

『成長のための答えは、選手の中にある～選手のポテンシャルを１００％引き出すスポーツメンタルコーチング』柘植陽一郎／著（洋泉社）

『前祝いの法則』ひすいこうたろう、大嶋啓介／著（フォレスト出版）

著者紹介

東篤志　スポーツメンタルコーチ。メディカルコンディショニングトレーナー。株式会社ブライトスターズ代表取締役。日本体育大学卒業。小学1年生から野球をやっていたが怪我が多く、幼い頃から整骨院に通っていた。整骨院で体や心のケアをしてもらった経験から、能力を発揮しきれないアスリートのサポートをしたいと考えるようになり、大学卒業後、柔道整復師の資格を取得。整形外科リハビリ科、整骨院の院長として勤務後、2012年に独立。都内、神奈川県内に整骨院、パーソナルトレーニングジムを6店舗経営しながら、心と体の両面からアスリートのサポートを行っている。全国の企業、学校、スポーツチームを中心に、メンタルに関するセミナーや講演も実施。スポーツクライミング日本代表選手、プロ野球選手など多くのサポート実績がある。

いつでも100％の力《ちから》を発揮《はっき》できる心《こころ》の整《ととの》え方《かた》

2020年2月5日　第1刷

著　者　東《ひがし》　篤《あつ》　志《し》

発行者　小澤源太郎

責任編集　株式会社　プライム涌光

電話　編集部　03(3203)2850

発行所　株式会社　青春出版社

東京都新宿区若松町12番1号 〒162-0056

振替番号　00190-7-98602

電話　営業部　03(3207)1916

印　刷　中央精版印刷　　製　本　大口製本

万一、落丁、乱丁がありました節は、お取りかえします。

ISBN978-4-413-23149-7 C0030

その子《ペット》はあなたに出会うためにやってきた。
愛犬や愛猫がいちばん伝えたかったこと
大河内りこ

ゼロから"イチ"を生み出せる!
がんばらない働き方
グーグルで学んだ"10x"を手にする術
ピョートル・フェリクス・グジバチ

相続専門税理士のデータ分析でわかった!
開業医の「やってはいけない」相続
税理士法人レガシィ

なぜか9割の女性が知らない
婚活のオキテ
植草美幸

世界でいちばん幸せな人の
小さな習慣
ありのままの自分を取り戻すトラウマ・セラピー
リズ山崎

青春出版社の四六判シリーズ

ホスピスナースが胸を熱くした
いのちの物語
忘れられない、人生の素敵なしまい方
ラプレツィオーサ伸子

「老けない身体」を一瞬で手に入れる本
何歳から始めても「広背筋」で全身がよみがえる!
中嶋輝彦

たちまち、「良縁」で結ばれる
「悪縁」の切り方
幸せな人間関係を叶える「光の法則」
佳川奈未

元JAXA研究員も驚いた!
ヤバい「宇宙図鑑」
谷岡憲隆

やっぱり外資系! がいい人の
必勝転職AtoZ
鈴木美加子

肌にふれることは本当の自分に気づくこと
魂のくもりをとるたった1つの習慣
今野華都子

片づけられないのは「ためこみ症」のせいだった!?
モノに振り回される自分がラクになるヒント
五十嵐透子

いくつになっても「求められる人」の小さな習慣
仕事・人間関係で差がつく60のこと
中谷彰宏

たった1つの質問がなぜ、人生を劇的に変えるのか
望んだ以上の自分になれる秘密
藤田達藏

中学受験 女の子を伸ばす親の習慣
安浪京子

青春出版社の四六判シリーズ

中学受験 男の子を伸ばす親の習慣
安浪京子

「美しい手」がすべてを引き寄せる
加藤由利子

50代からやりたいこと、やめたこと
変わりゆく自分を楽しむ
金子由紀子

思い通りに夫が動いてくれる妻の魔法
竹田真弓アローラ

見ているだけで視力アップ!
「眼の老化」は脳で止められた!
老眼も近視もよくなる!
中川和宏

青春出版社の四六判シリーズ

すべての人間関係の秘密を解き明かす
「マヤ暦」でわかる相性
木田景子

ノートのとり方1つで
子どもの学力はどんどん伸びる！
州崎真弘

不登校になって
本当に大切にするべき親子の習慣
わが子を笑顔にするために、今すぐできること
菜花　俊

5歳から始める最高の中学受験
小川大介

東大のヤバい現代文
小柴大輔

1分間ビジョン・トレーニング
子どもの目はすぐよくなる
近視・遠視・乱視・弱視・斜視…遊び感覚で視力アップ！
中川和宏

子どもが10歳になったら
投資をさせなさい
横山光昭

やる気がない！落ち着きがない！ミスが多い！
子どもの「言っても直らない」は
副腎疲労が原因だった
本間良子　本間龍介

TOEIC® L&Rテストは
「出題者の意図」がわかると
1カ月で180点伸びる！
モモセ直子

内なる力を呼び覚ます
「無意識」はすべてを知っている
町田宗鳳